子宮好，人不老！

一生受惠的子宮照護常備書

振興醫院婦產科
主治醫師——
莊雅琳◎著

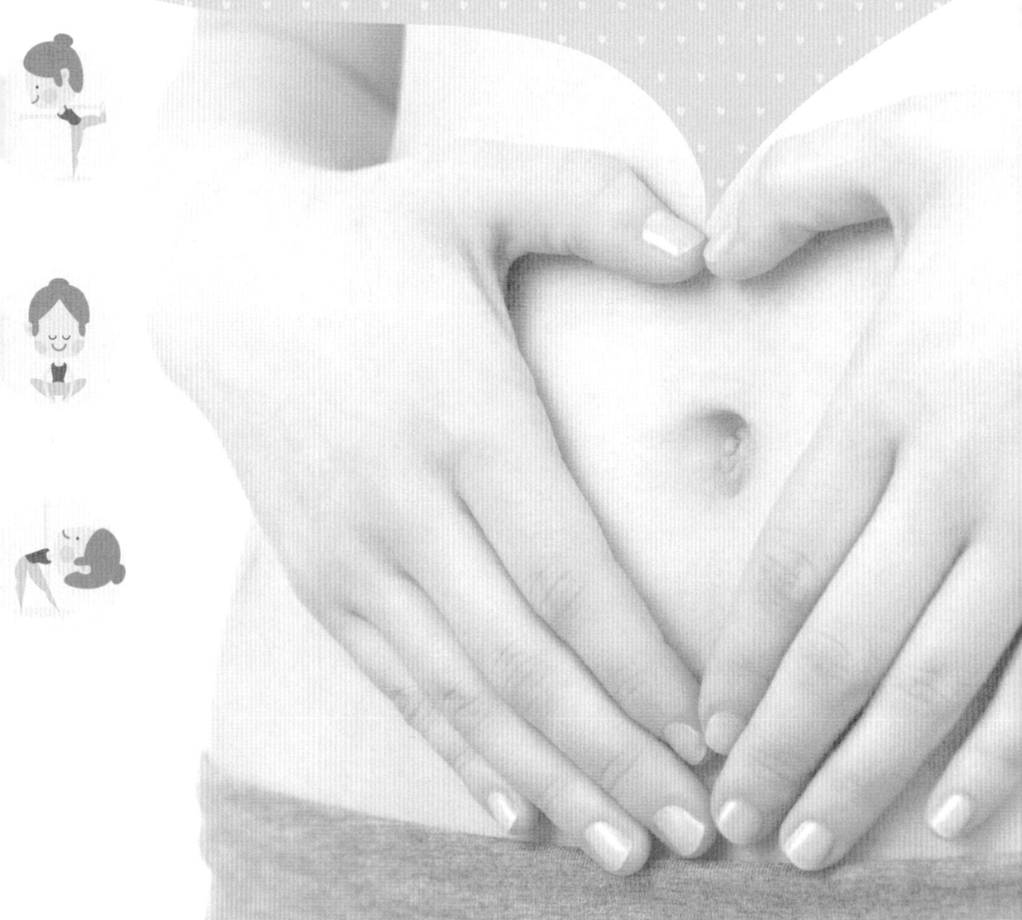

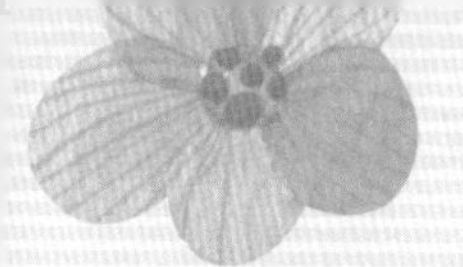

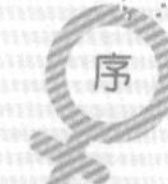

預防婦女病！別讓子宮不開心

女人的一生，從乳房的發育、害羞的初經、青春期成長，接著熟齡時期的嫵媚，然後到懷孕、分娩、孕育新生命，最後是更年期的終結。這段不凡的旅程，是女性勢必將親身體驗的奧妙之路，其中充斥著繁複的變化，非三言兩語能夠說完。

然而，這段必經之途，未必人人走得順遂，現代女性的子宮冷得跟冰箱一樣，許多人深受生理期不規律、嚴重痛經、手腳冰冷、子宮肌瘤、卵巢囊腫、內分泌失調、更年期障礙等煩惱所苦；普遍的婦科常識不足，導致太多女性認為婦科出毛病是「天生的」、「宿命的」，以為子宮好壞是命中註定，對於子宮的保健漠不關心，久坐、翹腳、減肥、喝冰飲、低腰褲……百般生活惡習，對它極盡草菅、蹂躪、糟蹋之能事。

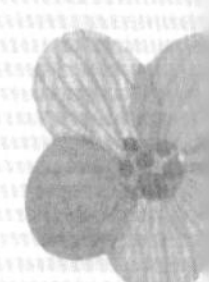

生理痛是子宮發出的第一個警訊，背後代表的可以是嚴重的婦科危機，若採用隱忍的方式，直到症狀爆發、器官反撲，才甘願乖乖就醫，往往已耽誤了治療的黃金時機。

孕育生命是女人才能獨享的寶貴經歷，子宮是孵育胎兒的地方，猶如一塊聖地，重要性好比女性第二顆心臟，懂得愛惜它、守護它，才能給寶寶優良的環境成長，贏在健康起跑點。不僅如此，將子宮顧好，就是把身體的基底打好，氣血紅潤、循環順暢、凍齡老化慢、身材不走樣……隨之而來的福利多不勝數，讓健康跟美貌隨之閃閃發亮。

希望透過這本書，帶領妳學會和子宮、卵巢的相關照料大小事，喚起姐姐妹妹們更積極照護身體、寵愛自己的意識，親手打造身為女人應該享有的終身幸福！

莊雅琳

目錄

03 序 預防婦女病！別讓子宮不開心

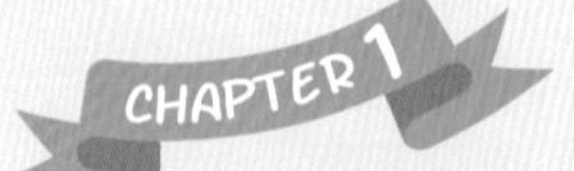

從外太空到內子宮：女人的第二顆心臟

10 子宮，女孩的專屬堡壘
15 讓女人更有魅力的雌性激素
18 白帶的自我淨化大使命
22 萬萬不可輕忽白帶異常
27 私處搔癢，猶如酷刑難忍受？
29 過濃的魚腥味，令妳煩惱不已？
31 陰道炎易復發，九成女性都中過？
35 懶女人當心，子宮頸炎找上妳
37 子宮內膜炎，敬請速速治療
39 細菌入侵，連骨盆腔都發炎了
41 巧克力囊腫，跑錯位置的內膜
44 良性的子宮肌瘤，留或不留？
48 卵巢腫瘤無徵兆，如何是好？
52 多囊性卵巢，不孕症的元兇？
54 與身體對話，基礎體溫測量功課
58 附錄 白帶自我檢測！女身好壞的晴雨表

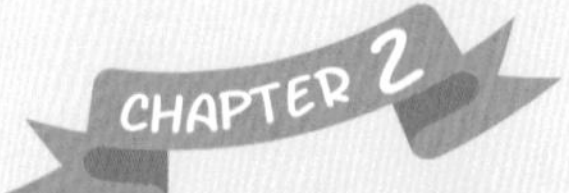

斑斑血淚史：女人長相廝守的月經

62 月經，忠實守護的好朋友

66 為什麼遲遲等不到月經來敲門？
68 血崩般的月經，hold不住的河流？
70 滴滴答答，月經少得可憐怎麼辦？
73 月經前綜合症，母夜叉上身
76 經期大紊亂，晚來與早退的小紅
78 翻臉的好朋友，痛經痛起來要人命
80 月事來潮，頭痛欲裂？
84 腰酸背痛，與月經有關係？
89 經期伴隨著便秘，苦不堪言？
93 如何擺脫生理期的水腫魔咒？
96 戰勝此起彼伏的生理期痘痘
100 不是生理期，小肚子為何會痛？
104 更年期，綻放女人下一站美麗
118 附錄 月經自我檢測！妳的健康小紅最懂

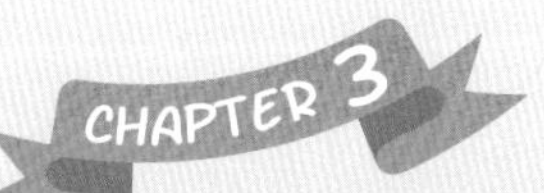

婦科四大癌症：
摧毀女人幸福的腹中大患

122 乳癌／溫柔呵護心頭肉
131 子宮頸癌／潔身自愛不凋零
137 子宮內膜癌／控制體重好孕氣
143 卵巢癌／定期體檢無壓力
148 讓婦檢成為妳的護身符
155 做足準備，問診內容早知道
159 走進婦科診療室，項目全攻略

161 勇敢跨出婦檢第一步：內診
164 三分鐘看懂化驗單

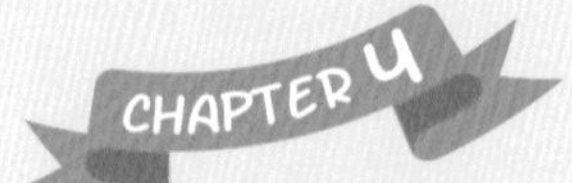

對症點穴：
一隻手指頭甩掉婦科病痛

168 找穴、點穴！按摩的小小常識
170 三陰交穴：婦科首選止痛穴
171 歸來穴：生殖強健不失調
172 血海穴：活血化瘀顧血本
173 關元穴：拯救虛寒調體質
174 乳根穴：經期乳脹有解套
175 公孫穴：白帶色異請常揉
176 陰廉穴：私處搔癢可治癒
177 足三里穴：通腸消化解便秘
178 委中穴：腰酸背痛奇效穴
179 太衝穴：頭脹頭痛得舒緩
180 合谷穴：鎮定神經痛痛消
181 風池穴：改善失眠免數羊
182 婦科穴：婦科專門輔助穴
183 中封穴：盆腔發炎一穴除
184 還巢穴：子宮腫瘤無病變
185 關衝穴：更年症頭不纏身
186 隱白穴：崩漏月經快停歇

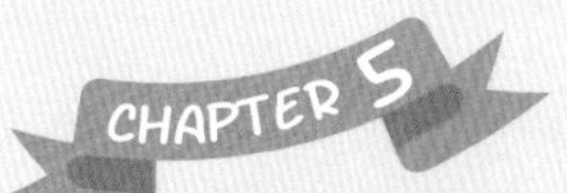

挑食有道：
美麗翻倍的飲食忌宜方針

188　生理期前二週：女孩必看挑食原則

190　生理期前一週：緩解不適感這樣吃

192　生理期週：MC來吃什麼不痛？

194　生理期後一週：補充營養還妳血氣

196　吃對食物，安撫好朋友

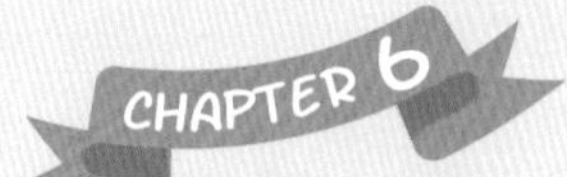

慢速瑜珈：
痛痛飛走的調經美人運動

198　生理期前二週：好身材的日常維持

200　生理期前一週：伸展調息深呼吸

202　生理期週：輕量運動助循環

204　生理期後一週：對的時間輕鬆甩重

206　「生理週期瘦身法」體重暴跌有感

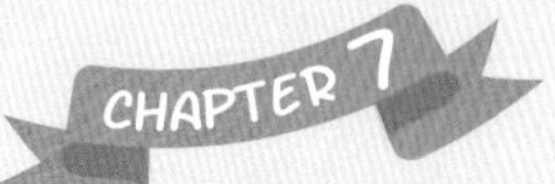

Q&A：
解惑妳的女人心事

208　Q：有多少女生像我一樣，小月來時會經痛？

208 Q：月經五個月沒來了，該如何是好呢？
209 Q：非生理期，子宮異常出血是怎麼回事？
209 Q：喝巧克力真的能夠有效紓緩月經痛嗎？
210 Q：月經來潮時，有哪些絕對的ㄇ禁忌呢？
211 Q：最常用的避孕方式有哪幾種？
211 Q：月經滴滴答答，從事性行為是否不洽當？
212 Q：升學考試好怕月經攪局，怎麼讓它延後出現？
212 Q：據說壓抑情緒也許會引發閉經，是真的嗎？
212 Q：哪一種體質的女生最有可能不孕？
213 Q：私密處護理，有需要用到特別的產品嗎？
213 Q：我不幸得到菜花，只有雷射能治療嗎？
214 Q：預防陰道炎再復發，生活上要注意哪些事？
214 Q：身材過於肥胖，為什麼對月經也有影響？
215 Q：女孩在月經期游泳，有什麼危害嗎？
215 Q：陰毛還沒有出現，代表尚未進入青春期嗎？
216 Q：一年四季手腳冰冷，身體出了什麼問題？
217 Q：年滿幾歲以上需要做子宮頸抹片檢查呢？
217 Q：子宮頸抹片篩檢有補助嗎？去哪裡做檢查？
218 Q：發現子宮肌瘤，非動手術開刀取出不可？
218 Q：良性的子宮肌瘤，有可能轉化成惡性的嗎？
219 Q：有婦女病的人，不能再喝豆漿了嗎？
220 Q：進入更年期的女性，骨質疏鬆的速度加快？
220 Q：女性切除子宮後，對身體的影響有哪些？
221 Q：女性陰部顏色的深淺跟性經驗有關係？

Chapter 1

從外太空到內子宮：女人的第二顆心臟

妳以為子宮好壞是命中註定？

對於婦科保健毫無概念、漠不關心？

生活中對它極盡百般蹂躪之惡習？

請認真聆聽身體的聲音，

否則妳與「母親」這偉大稱謂無緣！

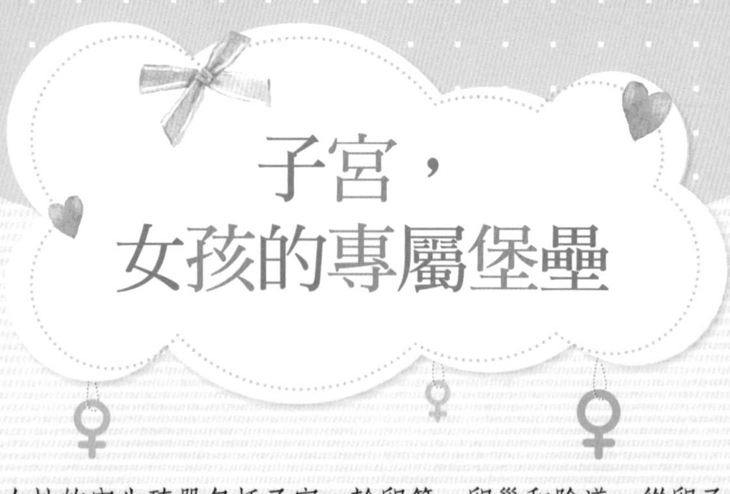

子宮，女孩的專屬堡壘

女性的內生殖器包括子宮、輸卵管、卵巢和陰道。從卵子在卵巢中變成熟，與精子在輸卵管合二為一，接著胎兒在子宮中慢慢發育，最後經由陰道產出為止，內生殖器官都擔任著一個對於女人來說極為重要的角色。

孕育新生命的子宮

子宮，是女性生物獨有的臟器，對於一個女人來說，子宮具有哪些功能呢？根據醫學長年的研究發現，子宮身兼最主要的四大功用如下：

生育功用

受孕那一秒起，胎兒都待在母體內，子宮就像是一個暖和又舒適的溫床，保護著小寶寶直到生產。

子宮如雞蛋般大小，位於陰道上方、骨盆中央，由左右兩側韌帶支撐，其外側括約肌厚達1～3公分，可自由伸縮；懷孕時，子宮會隨胎兒的生長而變大，直徑甚至可達30～35公分；而生產時，子宮會自動收縮，將胎兒擠出陰道。

月經功用

子宮內側的薄膜，受雌激素和黃體素的交替影響，青春期開始會週期性地出現增殖和脫落的現象，即構成月經，替孕育生命做準備。除此之外，月經的定期來潮，也是女性身體新陳代謝的一部分，能夠促進造血系統更新、排除體內毒素，亦是代表了女性健康的標誌。

免疫功用

在全身的免疫系統中，子宮也是絕不可缺少的環節，對於維持人體免疫功能，有一定的重要性。

內分泌功用

最新的研究指出，子宮除了供給卵巢血液以維持其功能之外，本身也會分泌許多激素，例如：前列腺素、泌乳素、胰島素生長因子、鬆弛素、上皮生長因子、內皮素、細胞因子、酶……等等，參與了女性內分泌，有著不可替代的價值。

運送受精卵的輸卵管

子宮底部延伸形成的管狀結構，名叫輸卵管，全長約7～12公分，為運送卵子、精子的小通道，亦是受精卵結合的場所。輸卵管從子宮的一側自內向外，分為間質部、峽部、壺腹部、傘部，漏斗狀的「傘部」可以捕捉到卵巢排出的卵子，最關鍵的精卵的結合則發生在「壺腹部」。

輸卵管內壁褶皺的蠕動，會將受精卵推送進子宮內，迎接小生命的到來；而未受精的卵子則隨著月經排出。

聚集卵原細胞的卵巢

卵巢位於子宮兩側輸卵管末端，由韌帶垂吊，其尺寸好比大拇指，內部聚集著數百萬個卵原細胞。青春期過後的女性，每月都會有幾個卵原細胞在卵巢之中發育，但是通常只有一個可以發育成熟而排出，即「排卵」現象。

女人的卵巢重要嗎？卵巢不僅僅是產卵的所在地，代表了想要懷孕生子的先決條件；有鑑於卵巢的主要功能是合成雌性激素，所以它也是女性永保青春的重要支柱。

只要能夠將卵巢保養得當，它便具有幫助女人延緩衰老的神奇功效，反之，如果不懂得好好地呵護卵巢，一旦器官開始衰退，短時間內女人就會明顯走向衰老。

30歲之後，女人的外貌與卵巢的好壞息息相關，那些頭髮烏黑、面色紅潤、皮膚彈嫩、體態輕盈的「不老女神」，通常都有著完整健全的卵巢保健知識。

Hey! 女生悄悄話

女生們的生殖器，都長得一模一樣嗎？

沒有人的基因會完全一樣，就像是高矮胖瘦，每位女性的生殖器也都有互異之處，陰唇的形狀、大小、顏色，都有些許的差別。不光是外生殖器，內生殖器也存在先天上的差異，女性朋友們對此不必過於在意。

內生殖器在女性身體的位置

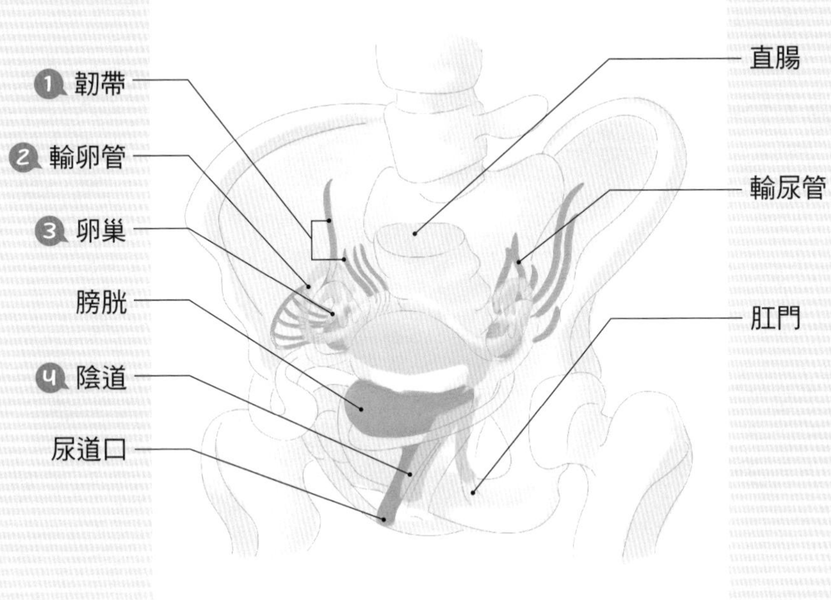

註

1. 韌帶連接骨頭與骨頭，是支撐住內臟，富有韌性的纖維帶，它使子宮固定於正常位置，並限制其活動範圍。
2. 輸卵管，是攜帶卵子傳遞到子宮的管道。
3. 卵巢在子宮的兩側分別有一個，它們呈現為卵圓形、偏灰的粉紅色，形狀類似大葡萄。
4. 女性的陰道為一種纖維肌所構成、有彈性的柱狀通道，主要功能為性交與分娩。其型態大小與部位隨物種而不同，人類陰道介於陰戶的開口到子宮之間，末端止於子宮頸。

女性內生殖器的正面剖析圖

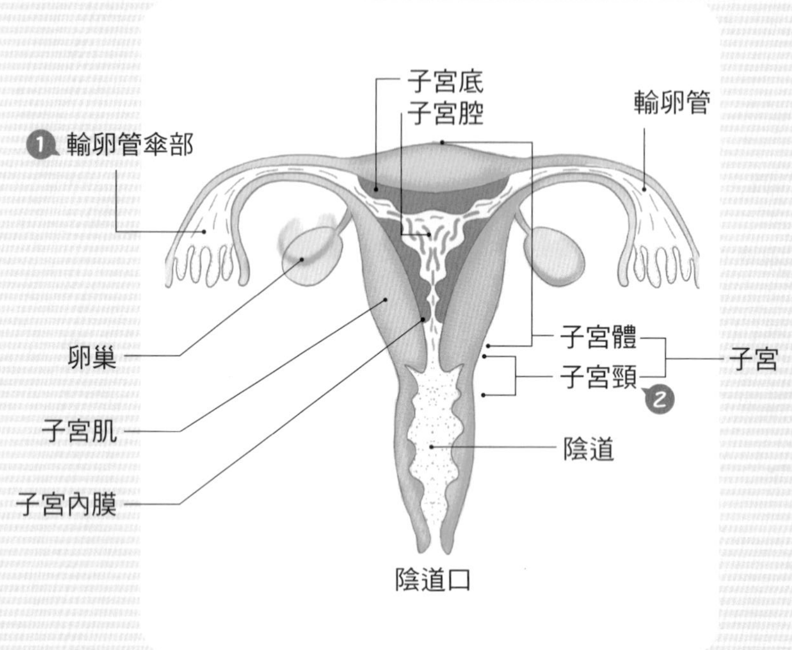

1. 輸卵管的最外側呈漏斗狀，稱為輸卵管傘，其遊離緣有許多細長的突起，有「拾卵」的作用，位於壺腹部的遠端，就如一把撐開的傘覆蓋於卵巢的表面。傘部肌纖維少，但是皺摺豐富，上皮由纖毛和分泌細胞共同組成，因纖毛的運動方向朝向子宮腔，其擺動有助於卵子的輸送。
2. 子宮頸是子宮底部逐漸狹窄的開口，其形狀約為圓柱形或圓錐形，連接著女性的陰道。健康的子宮頸口，有一層厚厚的黏液，能防止病菌感染，這種黏液在卵子能受孕時，會受到黃體素影響而變薄，讓精子因此能輕易通過。

讓女人更有魅力的雌性激素

雌性激素對於月經、受孕、妊娠、生產、泌乳等女性特有功能，是必不可少的特殊物質，在維持女人健康的同時，更讓身材豐滿、皮膚潤澤、變得電力十足，說是雌性激素讓女性散發著獨特的魅力一點也不為過。

女性獨享的雌性激素

激素是促進肉體生長、發育、繁衍的重要物質，它首先由內分泌腺分泌，通過血液循環，然後到達目標臟器，以維持其正常功能，並進行各種調節。

下丘腦、腦垂體、甲狀腺、胰腺……等等腺體，負責分泌兩性共有的激素，而兩性獨具的雄性激素與雌性激素，則分別由男性睪丸、女性卵巢來負責生產。

這些激素的種類多達40種以上，而雌性激素之中，對女性最重要的就是卵巢分泌的「雌激素」和「黃體素」。

魅力的兩大泉源：雌激素&黃體素

雌激素可以維護女生機體健康，具有抑制膽固醇、使肌膚滑嫩、聚集骨中鈣質、讓骨骼變結實……等等作用。

雌激素的分泌量，在生理週期中隨著卵泡發育而增加，在排卵時達到最高峰，接著就逐漸減少，一直到月經的出現。

「雌激素」能幫助子宮內膜增厚、子宮頸的分泌液增加，排卵前精子就更容易進入子宮。

「黃體素」在排卵前已開始慢慢累積，並且於卵子排出後加速分泌，這將使得子宮內膜產生變化，也讓受精卵更容易著床，有助提升受孕的成功率。

而受精卵在子宮著床之後，黃體素會不斷持續地分泌，為的是要維持子宮內部適宜胎兒發育的環境。

反之，如果受孕沒有成功，黃體素會在2星期內減少分泌，增厚的子宮內膜開始脫落，就形成「月經」。

由於黃體素在月經週期內的變化，導致身體易表現出一些狀況，例如：臉上容易長出痘痘，或者是性欲大增，以及基礎體溫的升高與下降等等。

Hey! 女生悄悄話

雄性激素僅僅存在男性體內嗎？

這個答案也許會讓妳跌破眼鏡。事實上，在女生的身體內，也存在著雄性激素！卵巢中的卵原細胞，除了分泌雌性激素以外，也同時生產少量的雄性激素。這對於女性身體健康是有助益的，具有控制性欲、穩定情緒、保持良好記憶力的功效，由此可見，雌、雄激素缺一不可。

雌性激素根據生理週期做變化

卵巢

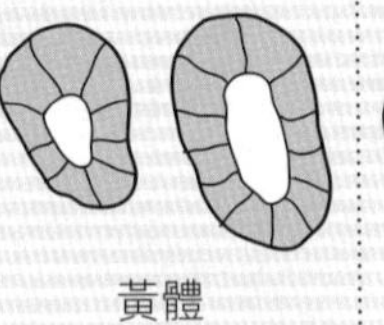

子宮內膜

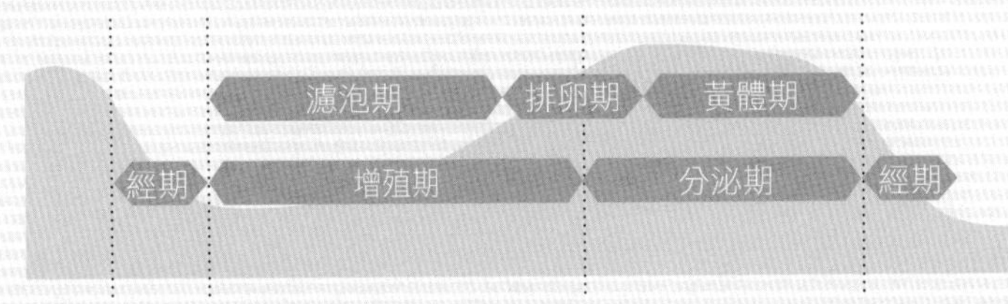

激素的變化

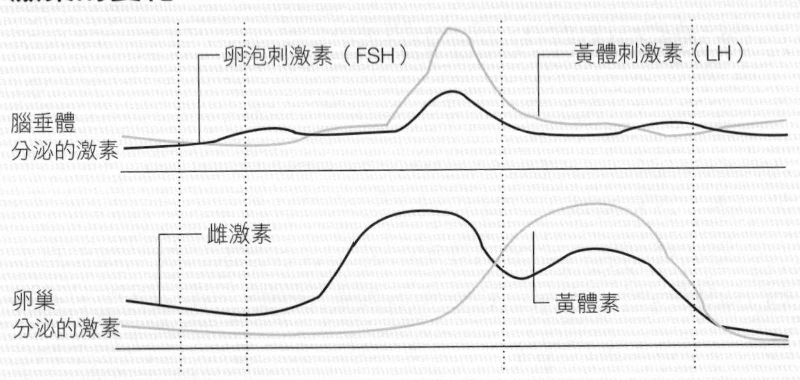

基礎體溫的變化

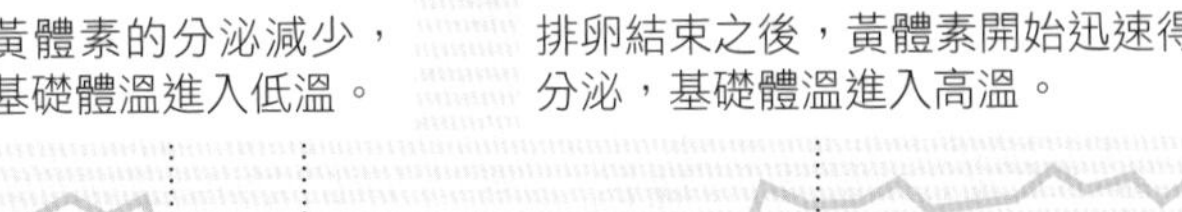

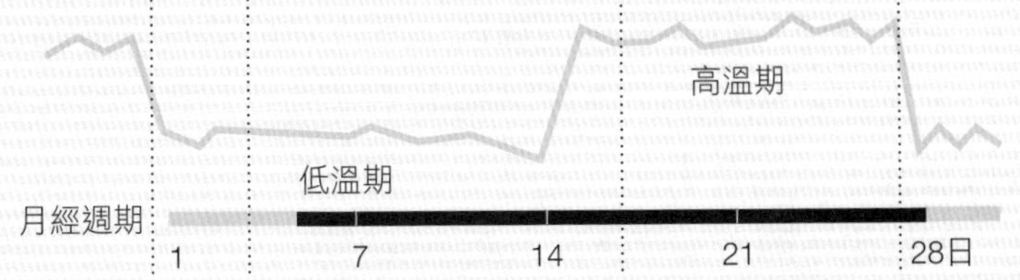

白帶的自我淨化大使命

女性進入青春期後，陰道處會產生一種白色的黏稠物質，俗稱為「白帶」。它是女孩由青澀轉為成熟的象徵，從此具備了妊娠、生產等女性獨有能力，不僅僅是如此而已，白帶還能保護陰道，抵擋外界入侵的細菌。

保護陰道的天然抑菌劑

白帶是女性陰道內排出分泌物的一個統稱，而其中的內含物質共包括了陰道黏膜滲出物、子宮頸腺體分泌物、子宮內膜分泌物，以及陰道上皮脫落細胞。

將人體新陳代謝廢物排出體外，並且讓陰道黏膜長保持濕潤，都是白帶的責任。健康的白帶呈現透明白色，並帶有黏稠感，且不會飄散腥臭味。

正由於神奇的白帶含有抗體、桿菌、溶菌酶，因此它具有抑制細菌生長的功能，陰道有了白帶，就可以進行自我淨化，防止外界不明菌種侵入子宮。

正常分泌的白帶不是一種病，其存在能夠保持陰道健康，它是不需要被治療的，多此一舉的灌洗陰道，除了破壞原本的弱酸環境，反而會引起念珠菌等等病菌乘虛而入，也會不慎把外來的病原，隨著灌洗劑沖入而造成感染。

隨女性一同變化的白帶

白帶的產生，與雌性激素有密切的關連，因此，女生們在不同的階段，白帶的分泌量與狀態，也會有些微的改變。

Hey! 女生悄悄話

白帶多，是正常現象嗎？

因為性生活、月經、懷孕……等等生理上的原因而造成的白帶增多，皆屬於正常現象，女孩兒們不必過度擔憂，又需持續注意陰部的清潔衛生即可。

然而，如果不是以上原因造成的量多，或者是還伴隨著顏色、氣味、質地上的異常變化，這時候就應該提高警惕，儘早去找婦科醫師檢查，此類病理上的白帶增多，則可能是由陰道炎、子宮頸炎及骨盆腔炎等婦科病所造成的。

青春期

在雌性激素分泌最為旺盛的少女青春期，這個階段白帶的產生量，通常也會在同一時間達到人生中的巔峰。

更年期

絕經之後的女性，卵巢功能衰退，雌激素的分泌量便開始減少，因此白帶便不再產生，陰道相對也變得乾燥。

排卵期

一般在排卵期間內，白帶多呈透明牽絲狀，而接下來因為黃體素分泌漸漸變為白色混濁狀，量也隨之減少；這些變化是為了讓精子更容易進入子宮，幫助其受孕成功。

經期

月經來潮時，白帶也會增多，這時候呈現稀薄透明狀，而直到排卵後又會重新變得黏稠混濁，並且量漸漸變少。

妊娠期

在女性的懷孕期間，身體會發生各種特殊變化，是人生中另一個白帶量會增加的時間點。

因為白帶的到來，女孩從青澀走向成熟。有些外行人，將白帶視為一種見不得天日的淫穢之物，甚至是部分女性，仍把正常的白帶分泌視為病態，深深感到焦慮和惶惑。

其實，白帶就如同月經般，是一種天生的正常生理表現，在女人的各個年齡階段中，展現出其各種不同的功能。不僅如此，它還能夠即時反映女性生理健康的素質，又或者能夠代表某些婦科病變的先兆。我們除了不該對白帶抱有嫌惡的態度，甚至應該感謝有它的存在。

白帶怎麼來？

白帶的來源地	不容小覷的功用
主要來源：子宮頸黏液腺體分泌的黏液	外生殖器的健康指標
子宮和輸卵管的分泌液體，排入陰道	陰道的潤滑劑
陰道黏膜下的毛細血管所滲出的液體，通常混有脫落的上皮細胞	天然的抑菌劑
性衝動時，前庭大腺分泌較多的淡黃色黏液	精子的得力助手
小陰唇皮脂腺經常分泌少量的皮脂	生理週期的估算幫手

白帶是你的避孕小助手

觀察白帶，除了能夠發現身體健康的程度，同時它也透漏給女人知道，自己正處在生理週期中的哪一個階段，經由顏色與質地，妳可以推估現在是排卵期，亦或是排卵後；月經即將到來，還是仍有一陣子需要等待；不僅可作為護墊、衛生棉等衛生用品的使用依據，還能安全避孕不中標。

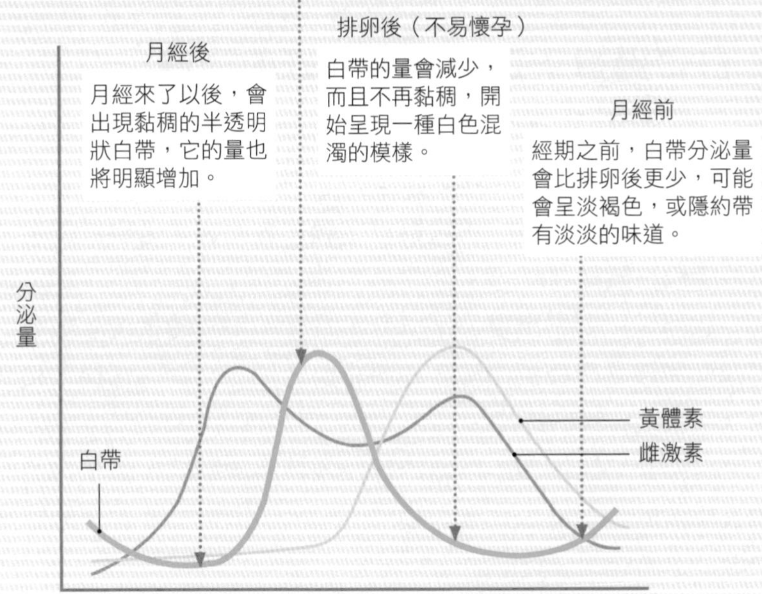

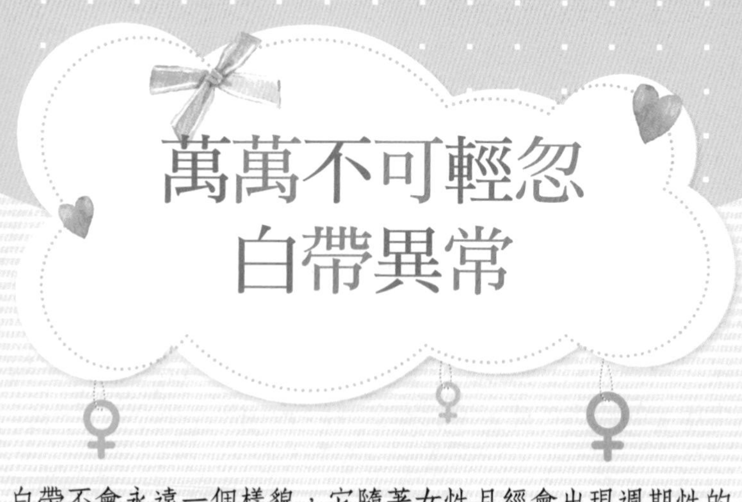

白帶不會永遠一個樣貌，它隨著女性月經會出現週期性的變化，有時量多、顏色較淺，有時量少、混濁些，不過，倘若白帶最近出現異於以往的情況，要有自我警覺的心，千萬不要得過且過，養小病成大病。

白帶過量：選擇吸濕性好的內褲

每位女孩的白帶量多寡都有差異，不同的個體之間是無法相比較的，參考她人的分泌量是多此一舉。

由於白帶的正常分泌量難以定義，因此它是否屬於異常，有些時候也無從判斷起。

然而，只要是出現與平日分泌量顯著不同的情況，或是已經像漏尿般嚴重浸濕內褲，則建議要及早去醫院的婦科，接受檢查，做進一步的治療。

白帶分泌量增多，以致於整條內褲濕漉漉時，除了會造成主人極度的不舒適，那潮濕悶熱的環境，還會加快雜菌的繁殖速度，進而有引發炎症的危機。

因此，選擇吸濕性好的內褲，使用小塊的護墊，並且勤勞做更換，都是可以避免婦科疾病的方式。

白帶味腥：改善外陰部清潔衛生

健康狀況下的白帶會有微微的酸味，這是因陰道內的乳酸桿菌分泌乳酸所引起的味道。正多虧了這種物質，陰道才可以保持酸性，防止其他雜菌的入侵，因此沒有必要擔心。

此外，如果白帶長時間附著在內褲上頭，導致雜菌繁殖，就會形成臭味。只要是人體排出的白帶沒有出現異常，也是大可以放心，盡早淘汰陳舊內褲即可改善。

而若是白帶排出即散發臭味，首先省思一下自己的外陰部清潔工作是否完善，並穿著透氣性好的內褲，避免長時間穿著緊身牛仔褲等不適衣物，更別忘了經常替換白帶護墊，可防止外陰部處於潮濕的狀態。

白帶過多不健康，那麼過少呢？

白帶的量隨著年齡的不同也會有所改變。雌激素分泌旺盛的20～30多歲，女性的白帶量在這個時間裡生產最多；到了約莫40歲則是白帶變少的轉捩點；月經停止之後，白帶甚至會跟著完全消失。這時陰道的自淨功能也會隨之減弱，更容易罹患老年性陰道炎等疾病。

一般絕經後的女性才會出現白帶減少的現象，那是因為體內雌性激素分泌量減少的緣故。但如果妳是一位妙齡少女或熟齡女性，白帶過少則不是件令人高興的事，因為白帶有潤滑陰道和幫助陰道完成自淨的作用，缺少白帶還會出現陰道乾澀、性交不適等症狀，這通常是卵巢功能不良的表現，有時還伴有月經減少，應及早就醫治療。

Hey! 女生悄悄話

外陰如何清潔最好？

如果妳是處於青春期的女孩兒，建議每天用溫水清洗外陰部，並搭配使用陰部專門的清潔產品，維護陰道的酸鹼環境，有助增加其抑菌、抗菌的效果。

而成熟期女性若發現陰道有瘙癢和不適感，可以選擇在月經來潮前後，適度使用溫和的陰部清潔產品。然而，如果陰部瘙癢嚴重，已到了坐立難安的地步，則還是速速就醫為佳。

白帶在月經週期內的正常變化

白帶跟隨著排卵週期，在各個時間點皆有所差異，女生們必須了解其中的原理，才不會因為分泌量變多、變少而驚慌。

月經後

月經後約莫第2～3天，白帶的分泌量少，而大概從4～5天開始，半透明的黏稠白帶才會逐漸地增多。

排卵期

隨著排卵期的臨近，白帶的量越來越多。一直到排卵期的前期，則會變成像雞蛋清一樣的黏稠狀物質。

排卵後

排卵期的後期，白帶的量會逐漸減少，到了月經前將變得更少，有時甚至會明顯感覺到其氣味變淡。

預防白帶異常：良好的衛生習慣是關鍵

勿穿緊身褲

不要穿緊勒下半身的衣物，那將會造成陰部濕熱，細菌無限繁生，為了避免婦科病來找麻煩，最好選擇透氣性好的褲子。

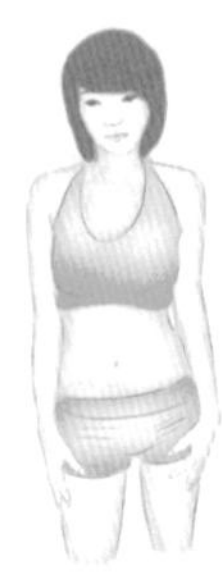

護墊勤更換

白帶增多時，可以加減使用護墊，不過必須常更換，否則反而會導致細菌加倍生長，衍生出各種更令人頭痛的婦科毛病。

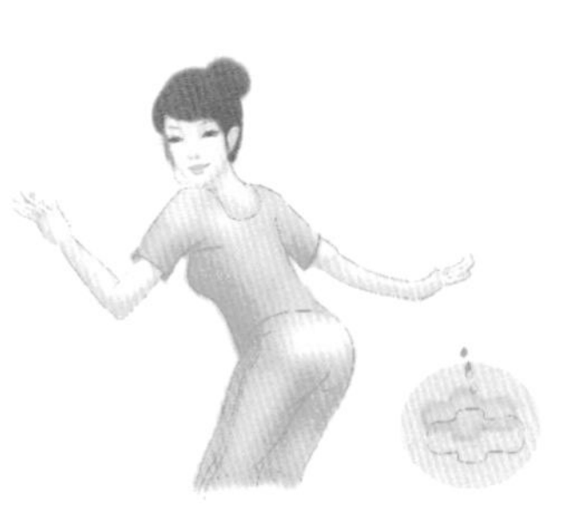

白帶出現這些症狀一定要去醫院

白帶有時會成為疾病的信號。如果有以下症狀，應儘早去婦科診所接受診察：

- 分泌量明顯增多，甚至一日需要更換多件內褲。
- 白帶散發出腐敗般的惡臭味。
- 外陰部腫脹、瘙癢、疼痛。
- 呈現出粉色或茶色，或帶有血絲。
- 流膿，流出黏稠的黃白帶、青白帶。

白帶異常可能是感染症的徵兆

性器官感染症沒有自覺症狀，不易被察覺，但是可以通過觀察白帶的變化來發現，當感覺白帶出現異常時，不要猶豫，請立即去婦科接受檢查。

➲白帶量增多且泛黃→生殖器衣原體感染症。

➲出現宛如豆腐渣的白帶→念珠菌陰道炎

➲大量白色泡沫狀似乳酪的白帶→滴蟲性陰道炎。

➲伴隨有惡臭的黃色白帶→淋菌感染症（淋病）。

性愛與異常白帶的關係

有些女孩本身很注意清潔，但白帶卻發生明顯改變，出現異常；若為已婚婦女出現上述各種病徵，也不妨考慮看看是否與自身的性伴侶及性活動有所關連。

預防重於治療的原則，對於防止婦科出毛病最有效，為了保護女性的身體健康，男、女雙方都免不了生活衛生的注意，尤其是丈夫更不能嫌麻煩，至少需做到以下兩點：

➲男方每天清洗下身，同房前翻起包皮好好洗乾淨。

➲包莖者盡早將過長的包皮切除。

而女方除了同房前維持衛生，同房後，最好排尿並再一次清洗下身，都是能夠防範白帶異常發生的祕訣。

私處搔癢，猶如酷刑難忍受？

病魔藏在小細節

念珠菌陰道炎

滴蟲性陰道炎

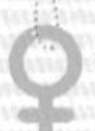

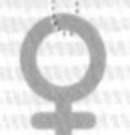

私處瘙癢的症狀，是女性朋友們無法言說的痛苦，那如影隨形的私處瘙癢，嚴重影響日常生活和工作，有時甚至會破壞夫妻間的感情。倘若不加以從根本改善，瘙癢症狀會越來越強烈，最終導致嚴重的婦科炎症。

潮濕悶熱是私處瘙癢的元兇

如果只是單純的私處瘙癢，無其他症狀伴隨，通常是由於私處長期處於潮濕悶熱的環境下所造成，主要由下列幾點最為常見的不良生活習慣引發：

- 月經期更換衛生棉不夠頻繁。
- 衛生棉或護墊材質不佳刺激皮膚。
- 穿著通風性較差的化學纖維質地內褲，使私處的熱氣與潮濕不容易散出，聚集在股間引發各種婦科病。
- 經常穿著緊身牛仔褲，褲子緊貼私處，加上材質不透風，會導致私處悶熱，誘發瘙癢感。
- 不經常洗澡和換內褲。尤其是排卵前和月經前，若不勤更換內褲會導致私處潮濕，導致濕疹，引起私處瘙癢。
- 選用含有香料的私處用品，若主人體質較為敏感脆弱，易使私處皮膚過敏引起瘙癢。

➲ 如廁後由後往前擦拭，由於女性陰道與尿道、肛門距離近的特殊生理結構，會導致陰部容易受大小便污染，而感染大腸桿菌和葡萄球菌，進一步引發炎症，通常表現出來的症狀為私處瘙癢、疼痛、發紅和膿皰等。

高度警惕嚴重的私處瘙癢

如果私處瘙癢異常嚴重，同時伴有火燒般灼熱感時，相當有可能已患有念珠菌陰道炎和滴蟲性陰道炎。一旦出現了這種情況，請把握時間，立即到醫院婦科進行檢查。

Dr. 治癒手札

私處乾爽不搔癢

由於陰部瘙癢主要是由潮濕悶熱所致，因此解決的關鍵則是保持乾燥。

首先，經期時，注意必須經常更換護墊、衛生棉、衛生棉條，通常頻率以大約2小時更換一次為原則。

此外，多多選擇淋浴的方式洗澡，並溫柔地清潔外陰，如果私處已出現紅腫發炎的症狀，則千萬要避免再使用鹼性較強的肥皂或者用力搓洗。

其次，在白帶分泌較多的時期，護墊要2～3小時更換一次，防止陰部潮濕。

平時儘量穿著透風性較好的棉質內褲，也別因為愛美而穿著過緊的褲子。

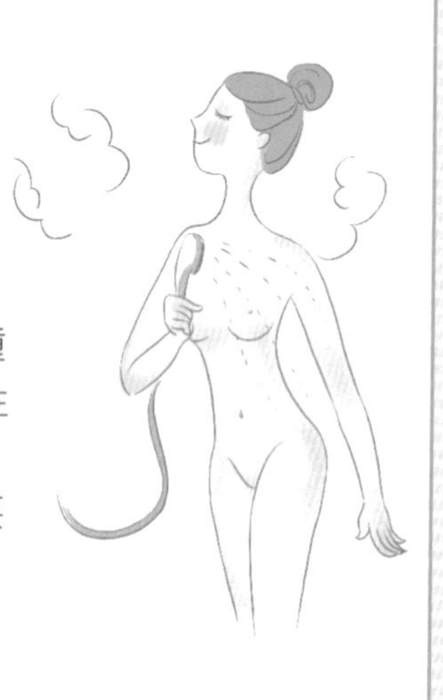

過濃的魚腥味，令妳煩惱不已？

病魔藏在小細節

念珠菌陰道炎

滴蟲性陰道炎

其實，無論是否處於生理期，女性私處都會自然地散發出一種味道，這種氣味並不難聞，通常也不會引起其他人的反感。但倘若私處空氣不流通，招致細菌感染，就會散發出讓人難以忍受的腐敗臭味。

私處異味的三大元兇：內褲、洗劑、衛生棉

私處有異味的女性，一定有過這樣窘迫的經歷，越是人潮聚集的場合，就越擔心味道被周圍發覺，內心深處倍感尷尬。

為避免造成社交上的阻礙，我們必須得找出異味的起因，這也是排除症狀的第一步：

內褲：棉質三角勝過性感丁字

丁字褲窄窄的一條繩子，會對嬌嫩的陰部，造成壓迫和磨損，長時間穿著會引起私處瘙癢和紅腫，接著散發惡臭；而化學纖維製的內褲，易對陰部皮膚造成直接刺激，亦不是好選擇。建議選擇透氣性好、大小合身的棉質內褲。

洗劑：選擇溫和的天然洗劑

婦科醫師建議，弱酸性產品接近陰部膚質，是清洗私處的好選擇，但有鑑於陰部聰明的酸鹼調節能力，一般的沐浴乳其實也無害，即使只用溫水清洗，也可以達到清潔陰部的目的。

特殊情況下，例如生理期和性行為之後，陰道環境自然會偏向鹼性，此時細菌較易入侵，可以使用天然的酸性洗劑，有助護理。此外，健康女性的陰道不乏應變力，即使無外來的酸性產品，也會自動恢復酸鹼值。

衛生棉：透氣性好壞是關鍵

透氣性差勁的衛生棉，可能導致私處發炎，建議要挑選有廠牌、信譽高、品質好的衛生產品，維持月經期的私處衛生。

另外，不建議選擇那些主打特殊香味為噱頭的衛生棉，其添加物恐引發陰部過敏、搔癢、異味。

Dr. 治癒手札

中醫的私處異味特效藥

對於私處異味嚴重的女性，有一個赫赫有名的中醫處方「蛇床子浸泡法」。具體方法如下：蛇床子25克、苦參根25克和金銀花15克，連同熱水1200c.c. 倒進小澡盆裡，放置半小時等待藥效發揮，浸泡患部，或是將紗布浸在藥水裡，再熱敷於陰部。2天進行一次，並持續12日。主要功效為解熱、止癢，中醫最常拿來緩解滴蟲性陰道炎、念珠菌陰道炎所引起的私處異味。

陰道炎易復發，九成女性都中過？

病魔藏在小細節

非特異性發炎

念珠菌陰道炎

萎縮性陰道炎

陰道中有天然乳酸菌，負責維繫環境的酸性，能夠抑制那外來細菌在陰道內的增生，是一種人體自淨作用。當陰道的自淨作用減弱，細菌一旦順利繁殖時，將導致陰道黏膜發炎，主人就罹患了陰道炎。

非特異性陰道炎：感染常見細菌

這種炎症，主要是由各種大腸桿菌、葡萄球菌等常見菌種所引起。治療前，必須先將陰道內避孕器等等異物取出，接下來，對患者的白帶進行化驗，確認患者感染的細菌種類之後，再針對不同的細菌，使用適合的抗生素進行根治。

最常見的非特異性陰道炎為滴蟲性陰道炎，它是由陰道毛滴蟲所引起，通常透過性交傳染或間接傳播（例如：澡盆、浴缸、游泳池、貼身衣物、污染的設施），主要症狀有陰部搔癢、白帶增多、淡黃色白帶、泡沫狀白帶、血絲白帶，並且會出現灼熱感、性交痛，嚴重時甚至伴隨著尿道感染，導致尿頻、尿痛、血尿。

而治療滴蟲性陰道炎，醫師通常會先給予「敏感抗菌素口服」及「陰道內放置滅滴靈栓」，一個療程約莫為7～10天，連續觀察3個月。同一時間，丈夫最好也共同接受治療，並且在治療期間盡可能避免性生活。此外，患者應注意個人衛生，避免不潔性交和交叉感染。

念珠菌陰道炎：感染念珠菌

念珠球菌引起的陰道炎症，患者在抵抗力弱的時候，特別容易發病。必須先將陰部洗乾淨，再將「抗菌劑」塞入陰道內進行治療。如果外陰也受到感染發炎，需要抹上軟膏治療。

一般來說，念珠菌所引發的陰道炎，用藥約莫一星期左右即可痊癒，後續則得注意避免再次復發。

萎縮性陰道炎：雌激素分泌減少

隨著更年期來臨之後，女性的雌激素分泌量已緩慢減少，陰道黏膜也隨之萎縮，自淨作用、滋潤度、伸縮性也都將逐年降低，相對更容易出現萎縮性的陰道炎症。

這種炎症，可以通過服藥或者塞藥進行治療。此外，欲從事性行為時，則建議使用潤滑劑來輔助，滋潤陰道黏膜，避免乾燥造成人體的意外傷害。

Hey! 女生悄悄話

陰道炎會經由性行為傳染給伴侶嗎？

性行為引發的性器官發炎，近年來有增加的趨勢。此類的發炎主要是因為感染了滴蟲或淋菌。

陰道的發炎雖然也有一定機率是透過馬桶座墊傳染，但大多數的情況下仍是起因於性行為。

當情侶夫妻任何一方感染性發炎時，伴侶雙方同時間求醫、接受治療，是永除後患最好的辦法。

陰道炎防治方案，YES & NO？

No！感染期禁止性關係

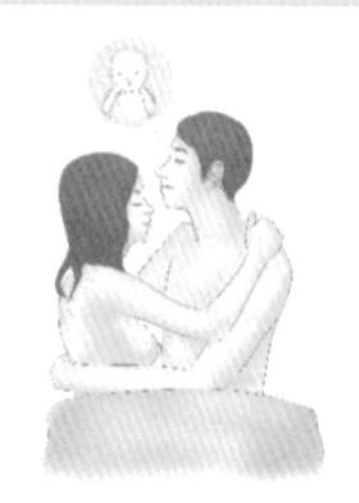

性行為會加重陰道炎症狀，也可能傳染給另一半，除了暫時停止性行為避免交叉感染外，症狀即使好轉也要戴避孕套。

Yes！攜帶伴侶接受檢查

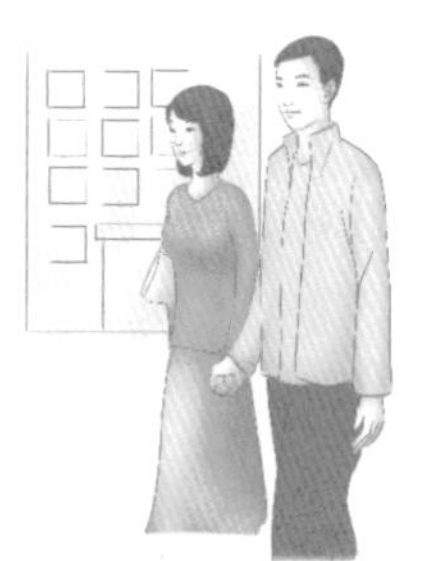

淋病、滴蟲性陰道炎……等疾病，都會透過性行為在伴侶之間傳染，所以一旦出現陰道炎的明顯症狀，應該找伴侶溝通，共同前往醫院接受檢查。

No！請勿長期不換護墊

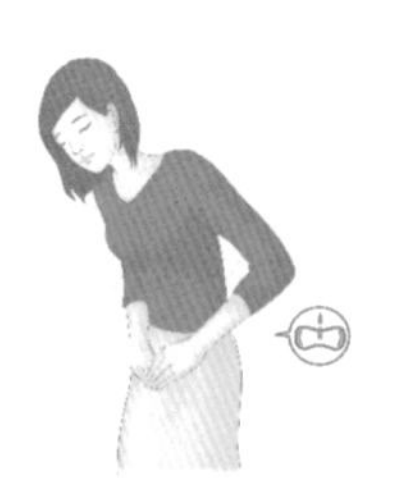

長期不更換護墊，便會造成致病細菌的滋生，無論是使用護墊、衛生棉，或是衛生棉條，都必須不斷做更換。

Yes！愛護私處勤換內褲

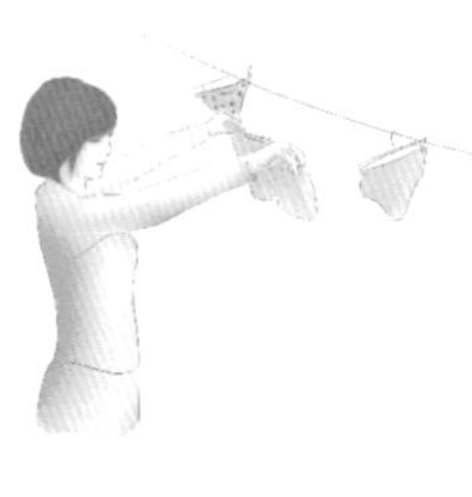

將潮濕、骯髒的內褲給替換掉，有助保持外陰的清潔，此外內褲最好單獨清洗，尤其是勿與襪子一起洗，洗淨後曝曬於陽光底下殺滅病菌。

No！別太頻繁使用洗劑

過度頻繁地使用鹼性洗劑，會破壞陰道的酸性環境，減弱陰道的自淨作用。平日用溫水清洗外陰已足夠，月經期前後，則建議選用酸性的溫和洗劑。

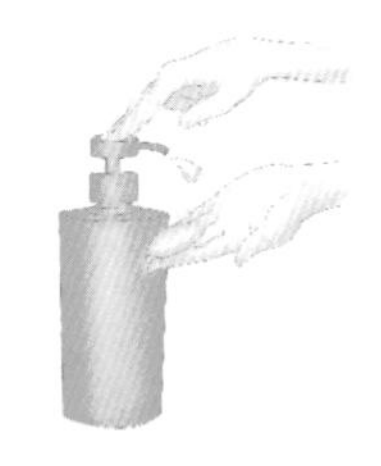

Yes！定期清洗浴缸澡盆

浴缸是個地雷區，它可能藏匿大量的病菌，並在你泡澡時趁機侵入陰道，因此，定期對浴缸進行消毒與清潔，是居家必須的衛生工作。

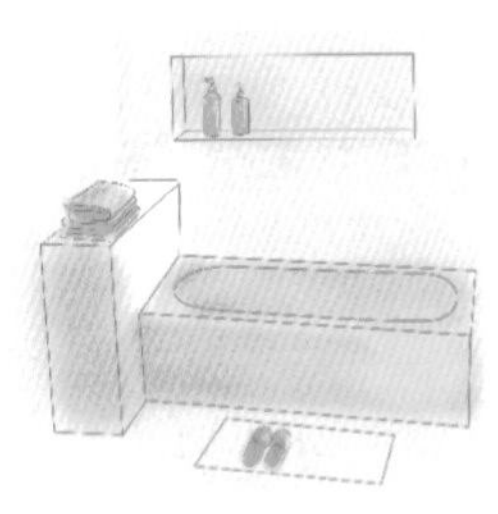

No！辛辣食物有害病情

人體一旦出現任何發炎的現象，都勢必要遠離辛辣食物，它們不僅會加重症狀，甚至還有礙於治療的效果，禁止飲酒、抽煙也是一樣的道理。

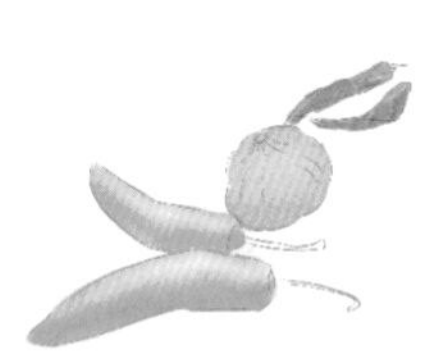

Yes！如廁前洗手好習慣

人的雙手看似乾淨，其實日常生活中容易沾上大量細菌，如廁時一接觸到陰部，就造成了細菌的入侵，不慎引發陰道炎，所以便前洗手非常重要。

懶女人當心，子宮頸炎找上妳

病魔
藏在小細節

白帶增多

白帶異味

黃色白帶

青色白帶

子宮頸為連結子宮和陰道的管狀結構，覆蓋於其內壁的黏膜，如果受到細菌感染、出現發炎現象，將使得下腹部產生疼痛，甚至從陰道分泌出帶著腐臭味的黃色膿，這種症狀就稱為「子宮頸炎」。

子宮頸內壁黏膜受感染所致

大多數的子宮頸炎，都是因為陰道炎向上感染而引起的。陰道中最常見的大腸桿菌、葡萄球菌、鏈球菌家族，則為引起子宮頸炎的典型致病菌。

大部分的情況下，起因於陰道的自淨作用降低，而在某些特殊時刻，例如陰道潰爛、性交傷痕、人工流產、分娩……等等，得到子宮頸炎的機會就更大。

此外，女性若忘記拿掉衛生棉條，也容易引發子宮頸炎。近年來，淋球菌和衣原體導致的子宮頸炎仍有增加的趨勢，而此類疾病通常肇因於不潔性交。

不過，子宮頸發炎，除了跟性行為有所關連之外，免疫力低下的人群，也是陰道感染、招致子宮頸發炎的常見倒楣鬼，另外，糖尿病患或有自體免疫疾病者，皆屬於更容易發生陰道感染問題的高發性族群。

一般情況下，陰道、會陰、子宮頸的細菌或黴菌感染，並不會進階造成癌症。只不過當子宮頸受到感染，產生良性息肉的機會不小，所幸一旦發生，只要切除息肉即可，較無須擔心良性息肉產生惡性病變。

放任子宮頸發炎，嚴重導致不孕

當一個女生得到子宮頸炎時，她的最典型症狀，就是白帶增多，若為急性發炎，還會呈現黃色或青色膿狀，並帶有陣陣惡臭。慢性發炎除了白帶分泌量大，同時亦會伴隨下腹疼痛。

若是不理會子宮頸炎，感染症狀會慢性化，一步步地禍及子宮內部，先是引發內膜炎，一旦細菌沿著輸卵管進入骨盆，最終將導致骨盆腔炎，極可能招致不孕。

早期的子宮頸炎能夠完全被根治，若隨著炎症擴散，症狀日益嚴重，治療難度才會增加，並且需要花費更多時間醫治。因此，建議女性患者們發現明顯症狀後，就及早到婦科進行檢查，堅持醫好它。

Dr. 治癒手札

聽醫生的話服用抗生素

子宮頸炎的有效治療方式，基本上就是根據病原菌服用「抗生素」。

一般來說，衣原體引起的發炎，可合併服用抗生素和消炎止痛藥，積極治療之下，通常在8～10天左右就能治癒子宮頸炎，過程中如果私自停止用藥，病原菌如果無法一次性徹底被消滅，就會導致治療時間延長，好轉又再復發，所以必須聽從醫生指示快快控制病情。

子宮內膜炎，敬請速速治療

病魔
藏在小細節

- 小腹劇烈疼痛
- 白帶參膿
- 白帶參血絲
- 腰痛

覆蓋在子宮內側的膜，稱為子宮內膜，當它受到鏈球菌、大腸桿菌、葡萄球菌或淋菌感染而引起發炎時，就是子宮內膜炎。一旦出現子宮內膜炎，可能進而發展為輸卵管炎或骨盆腔炎等等，病情更加重與不利治療。

急性子宮內膜炎&慢性子宮內膜炎

按照病程的時數長短，可將子宮內膜炎區分為兩種類，即急性內膜炎和慢性內膜炎。

急性炎症發作的時候，子宮內膜會水腫、充血，重症患者會化膿。身體主要反應是白帶增多，甚至帶血或伴隨惡臭。而如果炎症不斷地加重，甚至可能會出現腰痛、發燒、嘔吐、腹瀉，或者排便疼痛等等症狀。

慢性內膜炎可由急性者轉變而來，若輸卵管炎或子宮頸炎長期未醫治好，炎症擴散形成慢性炎症。

墮胎、流產、分娩後胎盤殘留，或者是胎盤附著部的復原不全等等，也可能引發慢性子宮內膜炎。慢性子宮內膜炎一旦發作起來時，除了與急性症狀大致相同外，還會另外出現月經過多、下腹疼痛等症狀。

致病的幕後元兇：陰道自淨作用下降

女性的陰道在正常情況下呈弱酸性，因此能抵禦細菌任意侵入，是天然的人體生理屏障。

但是當歷經某些特殊事件，例如不注意陰道衛生、月經期進行性交、分娩、流產及宮腔手術，屏障作用便大幅度減弱，細菌大舉入侵，進而引發子宮內膜炎。

此外，女性年老後，雌激素下降，陰道的自淨作用也慢慢下降，易患上老年性陰道炎，若沒有做好人體護理，以及飲食調養，陰道炎加重，也會進一步發展為子宮內膜炎。

Dr. 治癒手札

子宮內膜炎治療期嚴禁泡澡、泡湯

檢查子宮內膜炎時，會透過顯微鏡觀察患者白帶，亦或是用白帶培養細菌，確認是由哪一種細菌所引起，最後再採用點滴或口服的方式，進行「抗生素治療」，嚴重患者則必須住院。完全治癒之前，需要多休息好好靜養，嚴禁泡湯、泡澡和性行為，不過仍可以淋浴來保持身體的乾淨。

細菌入侵，連骨盆腔都發炎了

病魔
藏在小細節

- 高燒
- 小腹劇烈疼痛
- 噁心想嘔吐

內臟表面與腹部內側之間，覆蓋著一層腹膜。骨盆腔炎就是指這層薄膜受到感染，導致膿水積聚於盆腔內的疾病。骨盆腔炎是上行婦科感染的最終階段，病原菌體若是已經跟著血液流動，就有進一步擴散的危險。

細菌蔓延至骨盆腔內

婦科發炎中的骨盆腔炎，大多數是由於上行感染所導致，即當子宮內膜、輸卵管、卵巢等部位的炎症惡化，就會擴散到骨盆腔內，引起骨盆腔腹膜發炎。

特別是性交導致的衣原體感染，與其他的致病菌比起來，它的症狀尤其不明顯，因此容易導致延誤治療，等到大量病菌進入骨盆腔內，便造成骨盆腔炎。

病情失控最終導致不孕

和輸卵管炎、卵巢炎一樣，骨盆腔炎大部分都主要起因於細菌感染，少部分則是由盲腸炎所迸發。

此種炎症的嚴重程度，高於其他炎症，人體可能會出現發高燒、嘔吐、下腹劇烈疼痛等不適症狀。如果高燒持續不退，甚至是導致子宮、卵巢、輸卵管、腹膜……等等炎症部位過度沾黏，亦或是長出婦科腫塊。

若為上述的情形，即便是治癒之後，患者的腹部和腰部，仍然會留下後遺不適症狀，時不時感到疼痛。

此外，沾黏可能讓輸卵管因此變得狹窄，導致精子和卵子不易通過，埋下不孕症或子宮外孕的禍根。

婦科醫師再三呼籲，只要女孩兒發現陰道炎、子宮頸炎、子宮內膜炎或子宮附件炎……等等炎症，絕對不行忽視它們，務必及早清除，免得將來後悔莫及。

Dr. 治癒手札

住院靜養輔以藥物治療

身體一旦出現嚴重發炎症狀，最好住院觀察，首先確認患者是感染哪一類細菌，接著開出合適的抗生素進行治療，過程中婦科醫師會視病患情況搭配能緩解炎症和疼痛感的消炎、止痛藥劑。

除此之外，若炎症慢性化，當周圍組織沾黏嚴重，亦考慮接受開刀手術進行剝離。

勢必要堅持配合醫師治療，直到確認痊癒。

一般而言，約莫住院一星期左右為佳，期間須好好休養，並根據患者的症狀而縮短或者是延長療程。

巧克力囊腫，跑錯位置的內膜

病魔
藏在小細節

嚴重經痛
腰痛
腹瀉或便秘
有嘔吐感

由於雌性激素的作用，每個月為一週期，子宮內膜會增生然後剝落，並且隨著月經一同排出體外。然而，倘若這種子宮內膜組織在其它地方出現，那就是罹患了「子宮內膜異位症」，一般又稱為「巧克力囊腫」。

逃出子宮的內膜

當子宮內膜增生的時候，它們會慢慢地離開子宮腔，而增生出來的內膜組織，每個月會剝落一次。

患上子宮內膜異位症時，已不同於正常的子宮內膜，增生的膜剝落下來後並無法排出體外，只能像巧克力一樣層層囤積在腹中，所以俗稱為「巧克力囊腫」，有些時候甚至會沾黏到其他器官上面，導致各種不適的病症。

巧克力囊腫最常見的症狀就是劇烈的生理期疼痛，發作起來時，疼痛感會一波波逐漸增強，進一步可能還會併發乾嘔、腰酸、腹瀉等等現象，最初出現在月經期，情形越來越嚴重之後，即使非月經期間，下半身也會經常性疼痛，或者在從事性行為時亦感到隱隱作痛，最終可能導致不孕。

而根據統計，不孕症患者中，有20～40%就是起因於由子宮內膜異位症，此病不容小覷。

該拿巧克力囊腫如何是好？

欲治療子宮內膜異位症，一般來說，方式要視患者的個人情況而定，並且考慮到患者的症狀輕重。

若為症狀較輕的患者，可以先行服用止痛劑，求控制住病情，繼續觀察一段時間再說；或者亦可採用「激素療法」，為的是讓病灶漸漸變小。

病情較重的人，一般情況則採用手術治療，手術分為「保全手術」：僅切除病灶的部位，以及「根除手術」：把子宮和卵巢通通摘除掉，治療方法的抉擇，主要是端看患者未來是否有懷孕的需求。

懷疑自身患有巧克力囊腫，該如何檢查？

巧克力囊腫並不容易被診斷出來，檢查的時候，主要進行子宮內診，若有需要也會做直腸檢查。

而如果是為了瞭解卵巢中腫瘤的狀況，則利用超聲波進行檢驗。此外，還有MRI（核磁共振成像）和血液篩檢等等方式，對腫瘤作進一步的詳細診斷。

只不過內診和超聲波檢查都很難查出病變情況，所以最後會採用腹腔鏡等工具，直接深入患者的腹部進行確認。

子宮內膜異位症的易發部位及症狀

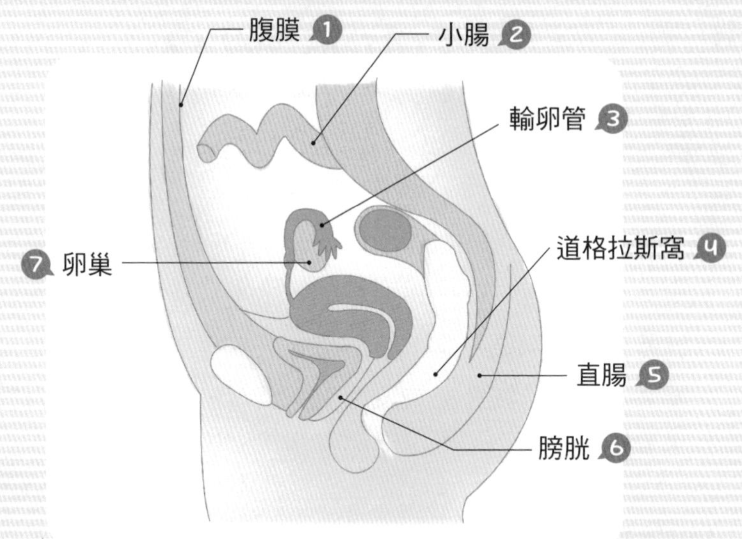

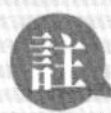

1. 發生在此處的子宮內膜異位症，小病變者較多，多屬於輕度症狀，容易沾黏是其特徵。
2. 子宮內膜若異位至小腸，除了引起下腹部的疼痛之外，亦有可能會大出血便。
3. 巧克力囊腫導致輸卵管變窄，是招致不孕症的重大原因。
4. 道格拉斯窩（子宮直腸窩）位於子宮後方、直腸低窪處。當發生異位時，性交、排便都會痛。
5. 直腸出現巧克力囊腫的時候，不僅僅是排便時疼痛，甚至會引起排便障礙，或是糞便帶血絲。
6. 膀胱為泌尿系統的重要器官，子宮內膜如果異位至此處，將可能導致排尿時的疼痛感，以及血尿現象。
7. 黏黏的咖啡色血液，在卵巢內聚集而形成囊腫，變大後腹部會有膨脹感，並帶來劇烈疼痛。惡化可能會成為卵巢癌，有必要定期做檢查。

良性的子宮肌瘤，留或不留？

當子宮壁部分肌肉有所變化，而產生一種類似腫瘤之物，就是惡名昭彰的子宮肌瘤，它會隨著雌激素的旺盛分泌而變大。不過，大部分的肌瘤皆為良性，一般並不會對婦女生命造成威脅，亦較少惡化為癌。

生長無定處的良性腫瘤

子宮中的任何位置都能形成腫瘤，肌瘤在各處的表現症狀也有差異。其實，不少人都患有子宮肌瘤，如果將各種腫瘤都包括在內，30歲以上的女人，平均每3～4人就有1人患有此種病症，而主要群體分布在40來歲，這是一種在30～59歲的女性中常見的疾病，然而年輕女性仍然有人罹患。

婦產科醫師指出，大部分的子宮肌瘤皆為良性，因此並非所有子宮肌瘤都需要動刀處理。關於是否必須開刀，必須根據其症狀是否嚴重來做決定，大致上採取以下幾點措施：

1. 如果肌瘤體型並不大，且尚未出現任何明顯的臨床不適症狀，可以暫且先採取定期追蹤腫瘤的方式即可。
2. 服用含黃體素的避孕藥，調整經期不規則。
3. 給予促性腺激素藥物，讓肌瘤變小，會出現假性停經。
4. 症狀嚴重，且藥物治療不起作用者需開刀。

5. 肌瘤過大（超過6公分），或者生長快速，經醫師研判有癌病變的可能性，就需要立即採取手術治療。

留與不留的依據

罹患子宮肌瘤，並不危害生命安全。腫瘤小、症狀輕，對病情進行追蹤即可；稍稍嚴重，就採用藥物治療或動手術。

假使患者在服藥之後症狀得不到改善，或者是腫瘤較大，通常醫師會考慮開刀治療。而手術也分成兩種：一種是切除肌瘤，留下子宮；另一種是摘除子宮。若患者是年輕女孩，或是仍有生育的計畫，那麼就必須選擇保留子宮。

除此之外，女性絕經之後，體內停止分泌雌性激素，腫瘤就會自動縮小，在這種情況下，當然不再採取任何治療手段。

Hey! 女生悄悄話

分析「子宮摘除術」與「肌瘤切除術」

「子宮摘除術」就是利用手術將患者的子宮整個摘除，從此當然也不需再擔心病情復發。

此種方式又可以細分為兩種。第一種是在肌瘤較小無沾黏的時期，且患者有過分娩經驗，從患者的陰道進入將子宮摘除；第二種是採用腹腔鏡，從患者的腹腔進入，摘除子宮。

「肌瘤切除術」是單純地切除肌瘤，不摘除子宮，所以缺點是手術後仍有復發的可能。

治療時，利用腹腔鏡或者通過剖腹手術來切除肌瘤。如果患者長了多顆腫瘤，開刀所需時間就會相對長；而如果肌瘤較小，生於子宮內膜下，也能透過子宮腔鏡進行手術。

子宮肌瘤的類型及各種症狀

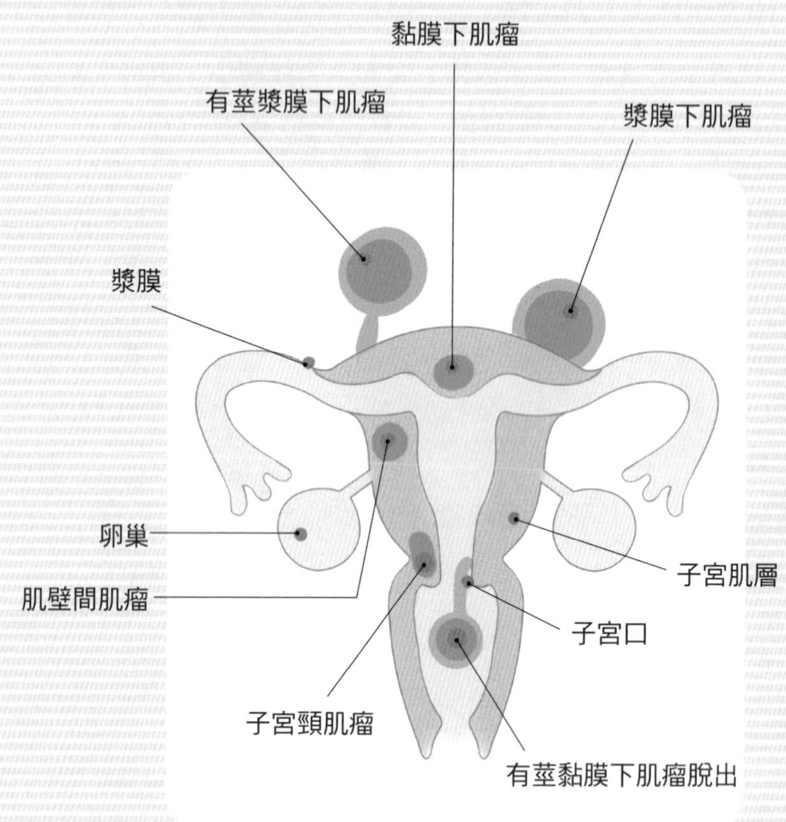

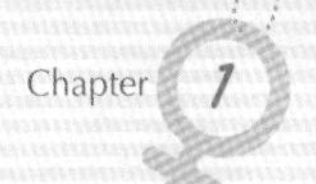

有莖漿膜下肌瘤

若漿膜下的肌瘤長出肌莖，看起來有如蕈菇一般，當肌莖扭轉，下腹就會劇烈疼痛，並且引起嘔吐感。

黏膜下肌瘤

肌瘤長在子宮內膜底下，且朝著子宮內部成長。此一情況下，就算肌瘤小，患者仍會在經期大量出血，甚至不孕。

漿膜下肌瘤

倘若肌瘤長在包裹子宮外側的漿膜下，雖然朝外側生長，除非長到一定程度，否則通常沒有任何症狀，不容易被察覺。

有莖黏膜下肌瘤脫出

如果內膜下的肌瘤長出肌莖，朝著子宮口下垂脫出一直到陰道，這種情況容易出血過多而貧血，尤其使下腹劇烈疼痛。

子宮頸肌瘤

子宮頸長肌瘤的機率相當低，然而因為肌瘤長在此位置，會影響分娩，所以孕婦如果患有這類肌瘤，只能剖腹生產。

肌壁間肌瘤

子宮肌層內的腫瘤，大約就占子宮肌瘤總數的七成。體積較小，通常沒什麼症狀，但是肌瘤若長到一定程度，除了經期大出血，也可能導致不孕。

卵巢腫瘤無徵兆，如何是好？

女性的卵巢，為一個複雜器官，由諸多不同種類的細胞而構成，它負責分泌激素、培育卵子、定時排卵……等等。在每一次的排卵中，卵巢都會受傷，儘管有快速自我修復能力，但是基於受傷，卵巢容易生腫瘤。

卵巢腫瘤早期無自覺症狀

卵巢腫瘤體積小時，感覺不太到明顯的病症。一旦出現可自覺的症狀時，腫瘤通常已經生長到像拳頭一樣大了，甚至腹部會明顯外凸，並且引起腹痛、腰痛，若是擠壓到周圍器官，將導致頻尿、便秘等人體不適現象。

此時，即使不在月經期，下腹部也會出現疼痛感，甚至會看上去整個腰圍粗了一圈。

為了避免後知後覺的情況發生，應定期進行婦科的健康檢查，經由超音波，即使未出現病症，醫師也可以率先檢查出腫瘤的尺寸大小、卵巢的狀態好壞。

追蹤檢查小腫瘤

大部分的情況下，卵巢腫瘤的體積都偏小型，並且多數屬於良性，一旦發現了之後，只要身體沒有迸發各種其它不良病症，那麼定期上醫院接受檢查追蹤即可。

只不過，如果腫瘤的長度超過5公分以上，無論它們是不是屬於良性，都必須通過開刀，做手術切除，以防後患。

而具體要採用哪種手術的方式，必須再依循當事人的年齡老幼、懷孕需求、病灶大小等等因素去決定。

「卵巢摘除術」與「其他器官合併切除術」，都可以採用「腹腔鏡手術」，所謂的「腹腔鏡手術」，便是在腹部上開洞，放入腹腔鏡，接著以螢幕監控的方式去進行腫瘤的切除。

另外一種方式，或者是採用「剖腹手術」，即直接在患者腹部上面動刀，取出患病的卵巢等器官。

Hey! 女生悄悄話

卵巢摘除之後還能生baby嗎？

正常的女性構造，左右兩側各有一個卵巢，即便不得已摘除了其中一個，若是另一個繼續分泌雌性激素，仍然是可以懷孕的。只不過當兩側的卵巢都摘除，體內的雌性激素停止分泌，自然就會無法再生育了，更年期症狀也會隨之出現。所以，如果希望保有生育的能力，治療前必須先告知醫生，再根據情況採取其它適當的手術方式去醫治。

卵巢腫瘤常見的三大類型

即便同樣是卵巢腫瘤，實際上卻存在著各種不同的類型，最經常在臨床上出現的有下列三種：

漿液瘤：積滿水狀液體

所有的卵巢腫瘤類型中，這一項大約占所有病例的30%，此類症狀多見於10～39歲的女性，是最為常見的一種。當腫瘤已經生長到大如拳頭時，患者只要低頭，就會發現自己的腹部凸出來了。

黏液瘤：積滿黏稠液體

這種類型的腫瘤，占所有卵巢腫瘤的10%～20%，患病的群體主要是正值更年期的女性。在某些臨床病例中，這類腫瘤甚至長到和人頭一樣大。

畸胎瘤：積滿油脂

此一類腫瘤，大多可見於成熟的女性族群，在所有曾經的腫瘤病歷中，占10%～15%。特別駭人的是，腫瘤內除了含有濃稠的油脂成分，也夾帶著牙齒以及頭髮。而這類腫瘤的發病機制，至今尚待釐清。

如何預防卵巢腫瘤？

至今卵巢惡性腫瘤的病因尚不清楚，難以言說該如何正確預防，但婦產科醫師建議，若能積極注意以下事項，對於避開卵巢腫瘤仍然有所裨益。

1. 卵巢腫瘤的高危險群，應該加強蛋白質、維生素A的攝取，避免食用過量高膽固醇食物。
2. 30歲以上的婦女，每年應行婦科檢查，高危險群則最好每半年檢查一次，及早發現並排除卵巢腫瘤，若配合超音波檢測則更佳。

3. 若發現卵巢腫大，應考慮為卵巢腫瘤。若發現大於5公分的卵巢腫瘤，則立即動手術切除。

卵巢腫瘤手術療法的三種方式

摘除發病部位：腫瘤切除術

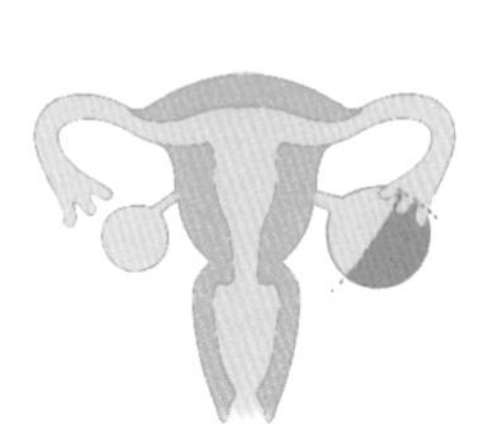

保留卵巢，就能保留排卵的機制，適合良性腫瘤，且有懷孕和生育需求的女性，一般採用剖腹手術或腹腔鏡手術。

摘除發病卵巢：卵巢摘除術

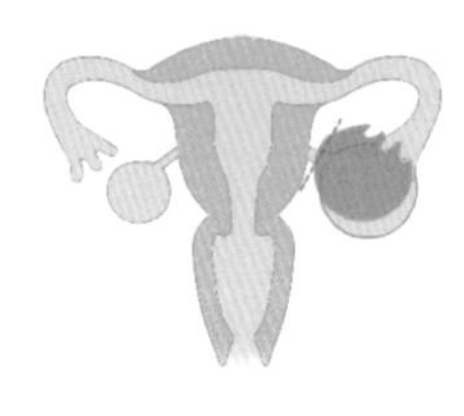

腫瘤較大的時候，有需要將長腫瘤的那一個卵巢摘除，可留下另外一邊，通常採用腹腔鏡手術或剖腹手術，手術過後，患者仍保有懷孕生育力。

摘除發病卵巢及輸卵管：其他器官合併切除術

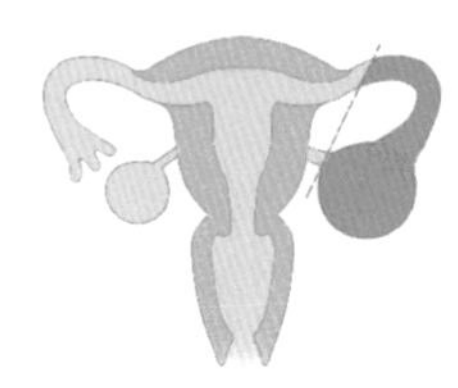

當腫瘤體積太大，或嚴重附著周圍器官，甚至腫瘤已病變成為惡性，此時只好將發病的卵巢器官和輸卵管器官全部摘除掉，以絕後患，不僅如此，尤其是在極可能轉化為惡性腫瘤的前提下，另一側卵巢也必須切取部分下來，進行檢驗。

病魔
藏在小細節
- 月經不調
- 無月經
- 不孕症

多囊性卵巢，不孕症的元兇？

所謂的多囊性卵巢，是指卵巢內填滿不能排卵的未成熟卵泡。透過超聲波，可看見卵巢表面長了許多直徑5～10公分的珍珠狀小囊袋，彼此相連，再加上月經不調或斷經就意味著罹患了「多囊性卵巢症」。

聚集不成熟卵泡無法排卵

一旦患上了多囊性卵巢，囊泡之間的病態組織會不斷增生，卵巢也會日日變大，絕大多數的患者，其實幾乎難以察覺到異常，甚至是正常排卵、經期規律，將來也能夠順利懷孕。

但是，當包裹卵巢的黏膜變得又堅硬又厚實，導致患病者不易排卵，就會出現經期不調，甚至是月經停止的情形。這個時候，若對患者進行血液檢查，就能馬上驗出身體異常，代表就成了一種疾病，也就是「多囊性卵巢症」。

多囊性卵巢症的患者，一開始是月經週期變長，漸漸地月經偶爾才會到訪，最後進入無月經的狀態，月經消失就意味著無排卵、無法受孕。

此外，罹患了這種疾病後，部分患者體內的雄性激素分泌會增加，患者不僅是體毛變濃，也更容易長青春痘。

額外補充激素求月經

醫治多囊性卵巢症，主要採取「激素補充治療法」，也就是讓患者攝取雌性激素，幫助月經重新定時來訪。若希望改善不孕的情形，則經由醫師同意，再追加服用排卵藥，促使卵巢排卵，恢復易於受孕的體質。

除了服用大醫院開的激素補充處方藥之外，病患也可以從生活中多多攝取黃豆、銀杏、覆盆莓……等等富含植物雌激素的天然食材，作為額外的補充。

日常生活應以植物性飲食為主，不僅安全、無副作用，且蘊含大量的植物營養素、抗氧化劑和多醣體，其中的植物性雌激素能有效幫助維持體內平衡。

上述治療皆無效時，亦可以採用手術法，將多囊性卵泡給切除。而假設只是身材過度肥胖引起的無排卵，那麼則建議將體重減下來，就能促進正常的生理週期，恢復月月排卵。某些必要情況下，醫師也會做腹腔鏡手術促使患者排卵。

Hey! 女生悄悄話

女生有排卵才能夠懷孕嗎？

要保持一位女性身體健康，當然必須借助規律的月經期、排卵期，以及雌性激素的分泌，其中最為不可或缺的，仍是「排卵」的功能。

當發育成熟的卵子，從卵巢濾泡內排放出來，遇上精子，就能夠結合成受精卵，進入懷胎階段，慢慢孵化成胎兒，因此，身體沒有排卵，自然就不可能懷孕。

與身體對話，基礎體溫測量功課

人體經過漫長睡眠之後醒來，體溫尚未受到飲食、運動、情緒等等外界影響，此時量測得到的體溫稱為基礎體溫。基礎體溫的溫度，隨著雌性激素會發生週期性變化，因此可以幫助女性掌握身體狀況。

反映身體韻律的基礎溫度

在雌性激素的影響下，女性的基礎體溫，會出現穩定的高溫期和低溫期。約莫月經後2週以內，人體剛剛好處於低溫期；卵子排出後，體溫便漸漸地升上來，並維持在高溫期大約2週的時間；一直到月經下次來潮時，溫度才會跟著下降，再次出現低溫期，如此反復、反復、再反復。

養成測量基礎體溫的好習慣，女生就能夠掌握自己身體的韻律，知道什麼時候容易懷孕，什麼時候則處於不容易受孕的時期，方便避孕，或為了受孕進行準備。

雖然說不上是可以達到百分之百的準確性，但是基礎體溫測量表的預測準確度也已經八九不離十。

此外，通過基礎體溫的曲線變化圖，我們也可以判斷自己是否已經懷孕，或者做為患上某種疾病的徵兆。

女孩們，學測基礎體溫知健康

- **步驟1：**購買一支女性專用的基礎體溫計。
- **步驟2：**將基礎體溫計放在床邊隨手可得的位置，醒來時，先躺在床上別動，將基礎體溫計放在舌頭下，測量3分鐘。
- **步驟3：**將每天測量的溫度記錄下來，整理一個月的數據之後，畫成曲線圖，得出生理週期的基礎體溫變化。
- **步驟4：**月經、白帶異常、性行為、發燒、喝酒、熬夜等影響體溫的情形，則要特別記錄下來，並備註說明。

健康的基礎體溫

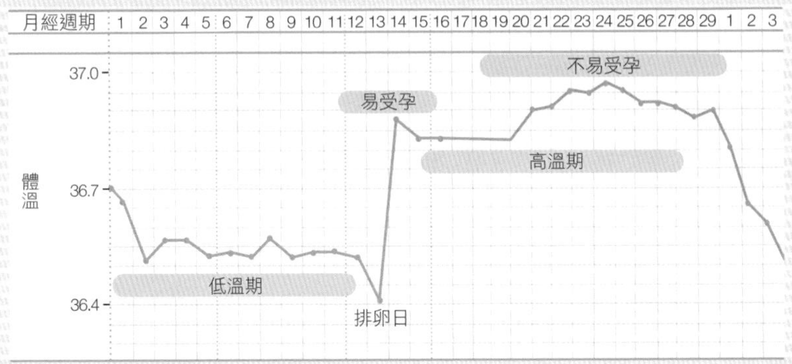

基礎體溫表概述

一個正常、有排卵月經的基礎體溫表，應該包含低溫期及高溫期，在排卵期中，會由最低溫爬升到高溫，最高溫、最低溫大約相差0.6℃，爬升所花的時間一般不能超過2天，除此之外，高溫期要維持12～14天最佳。

因此，繪製出一張基礎體溫表後，我們首先會確認體溫有沒有變化（有沒有排卵？）；接下來是查看爬升時間是否超過2天（排卵的過程有沒有順利？）；最後還要檢查高溫期有否維持至少12天（黃體功能是否足夠？）。

正規的基礎體溫表，以36.7℃為高低溫的分界，當體溫的曲線出現異於常態的現象時，例如體溫無攀升、高溫不降溫、溫度升降時間點奇怪……等等，在診斷上皆具有不同的意義。

此外，除了標出整個週期的體溫變化，減肥中的女孩兒，也可以利用基礎體溫表，找出排卵期、生理期，由於月經來潮時體重通常會偏高，這時候就提醒自己別再猛吃甜食讓體重計上的數字雪上加霜了。

而月經過後更是運動甩脂肪的好時機，讓基礎體溫表幫助你控制體重，絕對能交出好成績來！

Hey! 女生悄悄話

不能選其它時間測量基礎體溫嗎？

之所以規定在早上起床時測量基礎體溫，是因為此刻人體內臟功能最安靜，仍沒有受到外界各種因素的改變，結果也能夠最為精確。

如果萬萬不得已，基於工作問題或非常人的生活作息，而無法在早上測量基礎體溫，那麼建議至少在每天固定的時間進行，切記在測量前的半小時之內，勿從事劇烈運動或者飲用冷熱飲，以防數字會深受影響。

三大異常基礎體溫

當基礎體溫的曲線與正常情形有所差距，可能代表著身體出現了某些變化，這時候女人們就必須多加留意。

只有低溫期

當基礎體溫一直維持在低溫狀態，極有可能罹患無排卵性月經。女性身體沒有排卵現象，就不會產生黃體素，也不能夠受孕，這就是造成不孕症的原因之一。

高溫期很短

雖然有高溫期的出現，但是相當短暫，則表示是黃體素的分泌發生了問題，也可能患有黃體素功能不全的疾病，這也是一種容易不孕的體質。

高溫期維持在3周以上

倘若高溫期過長，維持3星期以上，而且持續等不到月經，表示可能已經懷孕，快透過驗孕確認自身情況。而如果高溫期持續3週，接著發生意料外出血，則有流產的可能性。

從基礎體溫看今日孕勢

想懷孕生子的女性，每每一見到月經又來報到，心情彷彿大石頭重重盪到谷底，要鬱卒上好幾天，其實，基礎體溫測量也可以是妳受孕成功的好幫手。

利用每日體溫變化，可得知排卵狀況，想早日懷上小孩，可以在排卵期間增加行房次數，以提升受孕機率。若是久候無好消息，可攜帶近半年的基礎體溫變化表，請婦產科醫師幫忙判讀，找出不孕原因。

附錄.1

白帶自我檢測！

女｜身｜好｜壞｜的｜晴｜雨｜表

女性的生殖器官，一旦受到細菌的感染，甚至是已經罹患婦科疾病，通常都會提早表現在日日分泌的白帶上，在形體、顏色、氣味、分泌量方面都可能發現異常。由此可見，女孩們平常在自家只要通過白帶的檢查，就可以提早check自身是否患有婦科相關病症，並及時採取預防與治療措施。

健康白帶瞧一瞧

形體

1 健康的白帶，呈現稀薄狀態。

2 排卵期間所分泌出來的白帶，若有些微的牽絲，仍屬於正常現象，無需過度地操心。

3 當白帶呈現塊狀、渣狀、乳狀、固體狀……能用手撿起來，則是異常的表現，提示可能患有念珠菌陰道炎；這個時候就建議及早跑一趟醫院，找醫生做檢查。

顏色

1 白帶雖名為白帶，實際上不是完完全全的白色；無色或微微發黃，都可視為正常白帶應該有的顏色。

2 鮮紅色：提示可能患有子宮頸糜爛、子宮頸息肉。

3 咖啡色：提示可能罹患子宮內膜增生、體內避孕環異常。

4 淺黃色：提示可能患有細菌性陰道炎

5 金黃色：提示可能存在腫瘤。

6 灰色或綠色：出現顏色如此異於常態的白帶，相當地嚇人；提示陰道可能被滴蟲、支原體、衣原體所感染。

氣味

1 正常狀態下的白帶，應該不帶任何氣味。

2 某些女性的白帶聞起來有微微酸氣，也不必感到大驚小怪，那是由乳酸菌體所散發出來的味道，亦屬於正常。

3 魚腥臭味：當女生自己本身和近距離的人，都能明顯嗅到這一股嚴重異味，提示陰道已被感染與發炎。

4 腐臭味：如果能夠聞到奇臭無比的強烈異臭味，提示為組織壞死，可能已罹患子宮頸癌，務必即刻上醫院診療。

分泌量

1 白帶的正常流量，僅僅只會在內褲上留下一絲絲痕跡，甚至不是液態，分泌出來隨即乾化，主人感覺清爽，不會對日常生活造成任何困擾與不舒適。

2 排卵期白帶增多，若出現流出的現象，仍屬正常範圍。

3 排卵期之外，白帶如河流般潺潺流出，甚至是需要頻繁更換內褲的程度，就代表分泌過量。

五大常見的白帶異常

	形狀	量	顏色	氣味	相關病症
健康白帶	稀薄	少，排卵期稍多	白色略黃	沒味道	恭喜！
泡沫狀白帶	呈泡沫狀	偏多	黃褐 青綠 灰白	惡臭味	滴蟲性陰道炎
豆腐渣狀白帶	凝結成乳酪狀	時多時少	乳白色 黃色	時有時無	念珠菌陰道炎
膿性白帶	呈膿性	偏多	青黃色	腐臭味	淋病
血性白帶	黏稠如鼻涕	時多時少	混有血絲	無味	子宮頸炎 子宮頸息肉 老年性陰道炎
黃水樣白帶	水狀	綿綿不絕	黃水	無味 臭味	子宮頸癌末期 陰道癌末期 ＊請立即治療！

Chapter 2

紅點斑斑血淚史：

女人長相廝守的月經

汲汲營營追求美麗一定要撒鈔票嗎？

其實，女人只要將月事調理好，

就能氣血紅潤、循環順暢，

好朋友一旦開心了，

魅力不凋零、凍齡不變老！

月經，忠實守護的好朋友

月經，俗稱小紅、好朋友、大姨媽，是指子宮脫落的內膜組織和血液由陰道排出的現象，女生第一次月經來潮稱為初經，代表青春期的開始，在生育期內都會固定地出現，此循環週期稱為「月經週期」。

女人才有的月經

每個月卵巢都會排卵一次，排卵之後，為了要成為適合受精卵著床的良好狀態，子宮內膜會增厚，如果時機恰恰好，讓精卵結合了，就進入受孕階段。

而如果受經沒有成功，增厚的子宮內膜如不被需要，便會剝落成為月經，自陰道排出體外。

小紅給妳的特殊待遇

很多女孩嫌棄月經的不便，認為大姨媽來潮的時候有弊而無益，這樣的想法可是大錯特錯！

其實月經帶來的優點一點也不少，少了月經，恐怕健康還要大打折扣，不說妳不知道，以下列出最大的四項益處，讓妳從今以後對它刮目相看。

1. 懷孕的第一個通知

倘若月經遲來已超過10天以上，有過性行為的人就得懷疑自己是不是懷孕了，可以使用驗孕棒，也可以再到婦科診所做確認，才能儘快採取進一步的措施。

2. 疾病潛藏的暗號

經期出血量異常多或少，或是生理期腹痛、頭痛、腰痛，各種不適症狀都可能代表著，身體正醞釀著不良疾病，正多虧有了這些症狀提醒，便可早發現、早治療。

3. 排放鐵質的捷徑

鐵元素代謝失調的患者，例如：血色素沉著症，患有此類遺傳性疾病的人，體內會積聚多餘的鐵，透過月經可排出。

4. 鍛鍊人體造血系統

月經輪迴，導致機體經常性的失血、補血，對女人的造血系統來說，是一種特有的練習，所以當女性意外失血時，身體製造出新血液的速度要比男人們更快。

Hey! 女生悄悄話

月經來潮還可以游泳嗎？

以個人衛生的觀點來說，公共游泳池裡的水含有微生物，可能會導致細菌侵入陰部，引發婦科疾病。而從社會禮節來討論，出血量多時，在游泳的過程中若經血溢出，汙染游泳池水，則造成對其他人的不禮貌。若想在生理期運動，首推薦促進血液循環的瑜伽。

月經形成的過程

濾泡期（低溫期）——刺激腦垂體

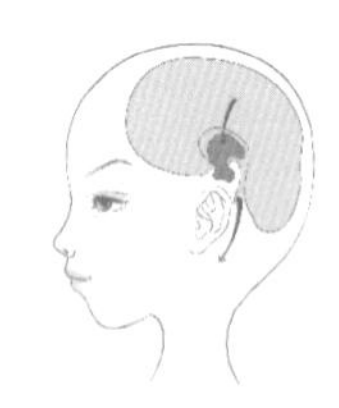

在濾泡期的初期，下丘腦會首先分泌GnRH（促性腺激素釋放素）來刺激腦垂體，使腦垂體分泌FSH（卵泡刺激素）。

濾泡期（低溫期）——卵細胞發育

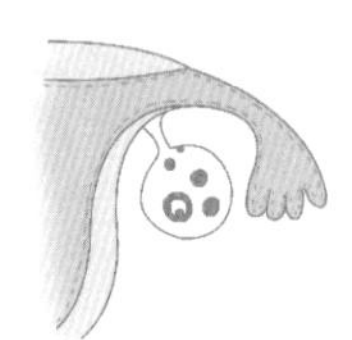

卵泡刺激素會刺激數個卵原細胞發育，只有一個卵原細胞可發育成熟。

濾泡期（低溫期）——雌激素分泌

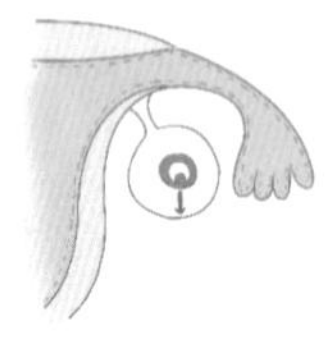

卵巢內的成熟卵細胞會開始分泌大量的雌激素，造成女性生理上的改變。

濾泡期（低溫期）——子宮內膜增厚

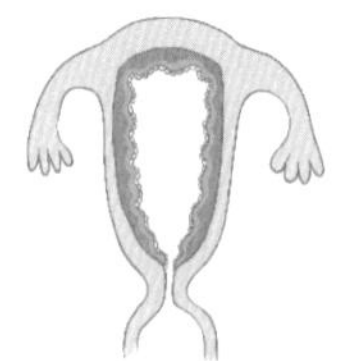

雌激素一旦發揮作用，就會使得子宮的內膜增厚，提供給受精卵良好的著床環境。

濾泡期（低溫期）——黃體激素分泌

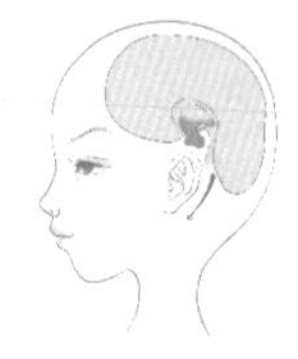

當雌激素達到一定量，卵泡刺激素便會開始減少，輪到黃體激素（LH）開始分泌。

排卵期

黃體刺激素開始發揮它的作用，這將促使成熟卵子從卵泡中溢出，也就是女性身體所謂的排卵現象。

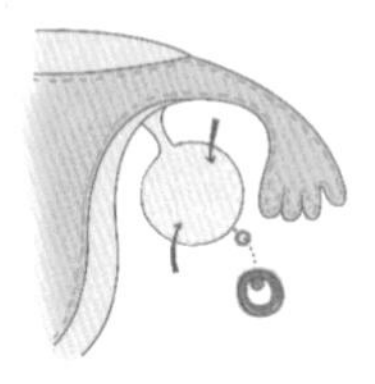

黃體期（高溫期）——黃體激素分泌

卵子不斷溢出後，那些殘留下來的卵泡，終將會變成為黃體，並分泌黃體素。

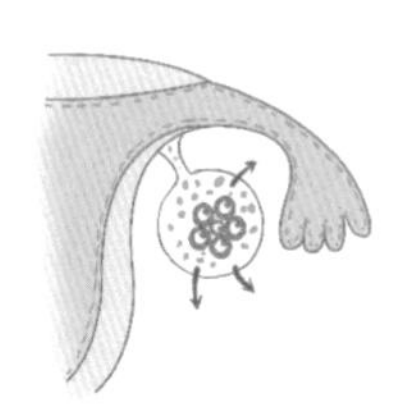

黃體期（高溫期）——子宮內膜增厚

卵泡的黃體素發揮效果之後，子宮內膜將逐漸變厚、變柔軟，成為一個適合小寶寶成長的田地，歡迎受精卵的到來。

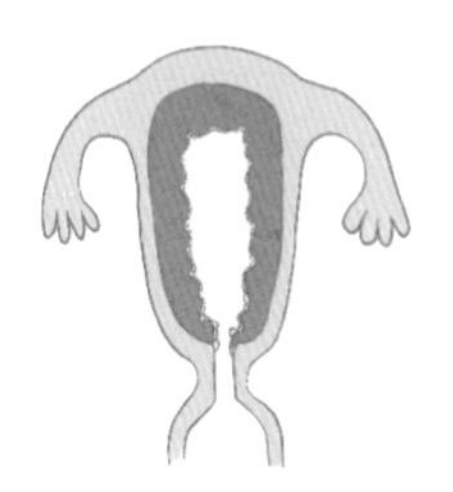

黃體期（高溫期）3——出血

排卵後，如果卵子與精子成功相遇，變為受精卵，進入子宮內著床，則表示受孕成功。反之，如果受孕失敗，黃體則會萎縮，黃體素也會停止分泌，無用處的子宮內膜會隨著血液一起排出體外，形成月經。

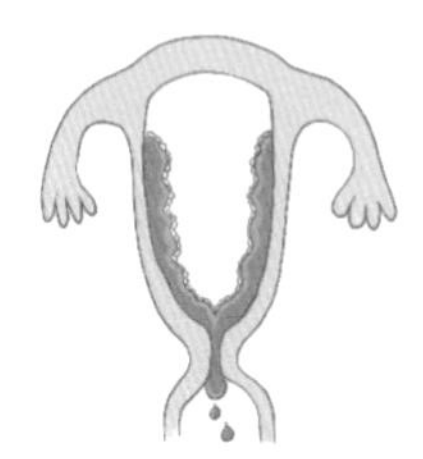

為什麼遲遲等不到月經來敲門？

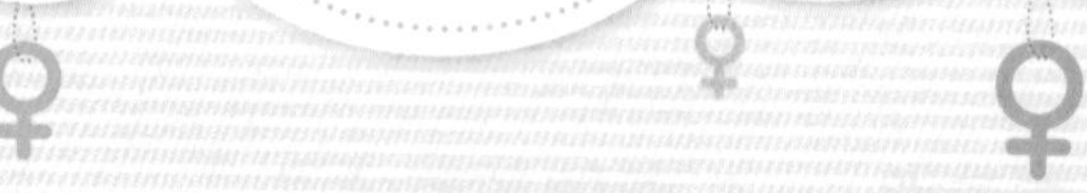

月經如果鬧脾氣，不在固定時段出現，是件頭疼的事情。若妳的月經突然從某個月開始不再出現，首先要考慮是否懷孕，否則應該及早去婦科檢查，找出原因使其恢復。

驗孕棒使用說明

測驗前

千萬不要為了增加尿液而喝過多的水，會稀釋體內激素的反應，導致結果失真；檢測前最好禁止茶類飲品。

最佳時機

使用驗孕棒，最好以早晨起床的第一泡尿為佳，若在其他時間點測試，則建議讓尿液續存在膀胱中4小時再施行。

驗孕結果

- 確定懷孕：顯示區出現清晰兩條線。
- 疑似懷孕：兩條線顏色不明顯，隔2天再驗一次。
- 驗孕無效：未出現任何線，表示試驗失敗。
- 沒有懷孕：只出現一條線，顯示沒有懷孕。

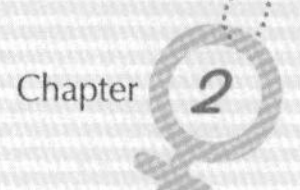

減肥與壓力是罪魁禍首

除懷孕外，突然停經的原因常見有以下幾點：壓力過大、減肥過度、暴飲暴食、飲食失衡、運動太劇烈、服用避孕藥、意外流產、人工墮胎等等。

對於現代女性而言，工作壓力和太熱衷於減肥，佔很大的比例。壓力會干擾雌性激素的分泌，導致停經，通常還伴隨著氣色差、皮膚粗糙、難眠健忘、容易疲倦等等現象；如果人體因為節食缺乏蛋白質等必須營養素，則導致無法正常分泌雌性激素，便會造成月事突然停止。

已滿18歲初經依舊不來

小女孩的月經初潮一般出現在10～16歲，平均年齡為12歲。倘若年滿18歲仍然未有月經現象，就有可能是患上了「原發性無月經症」，這是一種染色體發育異常，造成卵巢或生殖器先天不完整的病症。只要發現成年後尚無月經，媽媽一定要快點帶女兒去治療。放任不管恐怕會造成終身的遺憾。

Hey! 女生悄悄話

高蛋白食物：調理月經的高手

過度節食減肥和飲食結構不均衡的情況下，都容易導致月經不穩定，婦科醫師呼籲，最好改掉偏食、挑食的壞習慣，多多攝取蛋、牛奶、瘦肉、魚類等高蛋白食物，蔬菜水果亦不可少，才能保證飲食健康、營養物質充足。

此外，保持情緒的愉快，避免高強度的壓力、緊張等等精神刺激。再搭配適當的運動、足夠的睡眠，即可促進氣血正常運行、增強體質、調理月經。

血崩般的月經，hold不住的河流？

月經量的多寡因人而異，一般來說，經血的總量大約落在20～120c.c.都屬於正常範圍，衛生棉一日平均換3～5塊，在2～3天流量最大，約3～7天結束。倘若月經量突然之間增多，則可能是異常現象，應該多加留意。

原發性經血多&繼發性經血多

10幾歲的女孩，正處在青春期，雌性激素一旦分泌異常，便會造成月經量過多，類似情形通常過了20歲便會逐漸好轉，過程中沒有頻頻出現貧血的症狀，則不用過於擔心。這種情況屬於「原發性月經過多」。

但是，超過20歲之後若持續出現月經量過多的情況，那麼要考慮是子宮肌瘤、子宮肌腺症、子宮內膜息肉等等異常疾病所造成，甚至可能為子宮頸癌或子宮內膜癌的徵狀，這類情況屬「繼發性月經過多」，應進行婦科檢查。

如何判斷月經量多？

評斷月經血量的多寡，與別人做比較並不會準確，應審視自身平時情況，主要有以下五大特徵可參考：

1. 突然之間月經量較以往明顯增多。
2. 剛剛換過衛生棉就濕透，無法使用到1小時就溢出。
3. 睡覺時即便使用超長型夜用衛生棉，仍無法承載。
4. 醒來時往往發現床單染上過量經血。
5. 經血裡常常混有一塊一塊的血塊。

血量多就醫為上策

當月經血量過大，找上醫生時，首先會進行抽血，做血液的檢查，確認是否為貧血或血小板缺乏。「原發性月經過多」需檢查促卵泡素、黃體刺激素、雌激素、催乳素、黃體素，找出激素失調的原因，是來自於卵巢還是腦垂體；「繼發性月經過多」則透過內診與超聲波檢查，查證是否患有子宮頸糜爛、子宮肌瘤、子宮內膜增生或卵巢腫瘤。

Dr. 治癒手札

中藥的止血處方「芎歸膠艾湯」

對於經血量過多的女性，中醫師推薦飲用芎歸膠艾湯，可達到止血的功效。這帖處方是由當歸、芍藥、川芎、地黃、甘草、艾葉、阿膠等多味藥材熬製，通常用來治療貧血、痛經、月經不調，懷孕女性亦可服用，有防流產、防早產的作用。

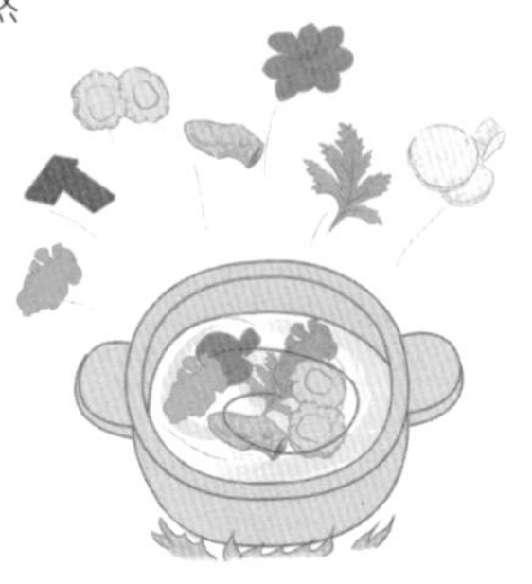

此外，建議月經過量的女性，飲食方面應該避免攝取過量蛋乳製品；同時兼具貧血、寒性體質的人，在食用生菜、水果、生魚片等等寒涼食物時，則必須控制攝入量。

滴滴答答，月經少得可憐怎麼辦？

反之，如果經期血量過少，一天下來衛生棉幾乎免更換，也必須特別注意。月經是女性排出新陳代謝廢物的途徑，穢物若無法排出，將會引發一系列的不適。此外，亦極有可能造成日後的不孕症。

測測基礎體溫便可知

「好朋友這幾天要來不來的，而且才來沒幾天就離開了，走的我措手不及，衛生棉是省起來了，這樣子我都不知道到底應該要暗自竊喜還是引起擔憂呢？」月經量少的女性，每天最好勤勞測量基礎體溫，自檢一下溫度是否正常。若高溫期與低溫期無明顯的區分，或是頻率不固定，就代表你體內的雌性激素分泌出現了問題，身體可能無排卵現象，最好去醫院婦科進行詳細檢查。

經血量為什麼變少？

導致月經量變少的原因相當複雜，其中有著先天的因素，例如：子宮發育過小；或者是某些特殊情況，譬如說：久病、大病、動手術之後，身體因疾病損耗而呈現虧虛，會自發性地

將月經血量減少；此外，長期服用避孕藥、激素藥的女性，也會對月經血量的或多或少造成影響。

值得注意的是，當女性的身體遭受細菌感染、病毒感染、帶有結核病，或是罹患上多囊性卵巢症候群、子宮內膜炎、卵巢衰退、子宮腔粘連、慢性骨盆腔炎……等疾病，也會進而出現月經量變少的情況。

這種疾病類型的月經量少，可以通過現代醫學檢查手段，將病因給找出來，而經血變少僅僅是病徵之一，只要將根本的疾病給醫治好，月經的分泌量異常自然會迎刃而解。

經血量不足的危害

孕育下一代，是上帝天生賦予女性的職責，也是種特權。每個月有一週的時間，身體會流出經血來提醒女人：「妳已經可以懷孕生子囉！」因此，當經血量減少的時候，千萬別以為省下麻煩，還沾沾自喜，小心妳的女性特權正搖搖欲墜。究竟月經量少，會帶來哪些危害呢？

不孕症

月經量少，可能患有無排卵性月經，女性身體無排卵，便缺少受孕機能，這是造成不孕的原因之一。

色斑、暗瘡

雌性激素對於維持美麗膚質與氣色具有相當重要的功能。因此，雌性激素分泌異常的月經量少，會引發女性的肌膚失去平衡，出現色素沈澱和暗瘡等醜態。

各種婦科發炎

子宮頸炎、巧克力囊腫等等婦科炎症，都容易因為月經量少而引起。除此之外，還會發生月經性哮喘、月經性牙痛、月經性關節炎、月經性疹子等等不適疾病。

頭痛

女性頭痛的發病率，要遠遠大於男性，這與其獨特的生理特點有關係。而無論是雌性激素分泌出現異常，還是內分泌的紊亂，都可能導致頭痛。

Dr. 治癒手札

中藥的造血處方「當歸芍藥散」

中醫師認為，當人體內的造血量不足，
亦會連帶地造成經血量的減少。
此外，女生缺血時，除了痛經和月經不調外，還會出現發冷、水腫等症狀，這些情況可透過補血來改善。
對此，中醫推薦女性朋友們服用能暖體、促進造血的當歸芍藥散，它是由當歸、芍藥、川芎、茯苓、白術、澤瀉幾味藥材所熬煮，用來治療痛經、月經不調、不孕、流產、早產、排乳困難都具有顯著功效。

月經前症候群，母夜叉上身

病魔藏在小細節

- 乳房脹痛
- 全身水腫
- 易疲倦
- 頭痛焦慮

女性在月經來潮前幾天，身心有不適症狀是正常的，然而若這些症狀已經嚴重影響到日常生活，就稱為「經前症候群」。這是一種因為雌性激素的分泌起變化，而身體無法適應所引起的症狀。

原因疑似為雌激素

女人身體內的黃體素，約莫在月經來臨之前的兩週，會突然開始大量分泌，而接近月經初日的前幾天內，又猛地劇烈減少，在這段期間，由於難以適應起起伏伏的激素分泌變化，身心各方面都容易感到不適。

黃體素之所以被視為引起月經前症候群的主要原因，是因為它具有提高體溫和儲存水分的功能。但實際上，這一點尚未得到醫學界的明確證實。

重新審視生活習慣

一般來說，通常性格偏向神經質的人，較容易出現月經前綜合症。當身心過度疲憊，或者承受碩大壓力時，症狀也就有可能會隨之加重。

當患者發現自己內心感到不安、焦慮時，不妨做做伸展操，或者散步，哪怕輕微的體能運動，都有助於放鬆，此外，多泡一泡熱水澡，進行芳香療法，並保證足夠的睡眠，才能達到解除壓力的目的，緩解月經前症候群。

如果經過上述努力，仍然無法使情況得到改善，或者患者症狀較嚴重，那麼建議跑一趟醫院做檢查。醫生可能會根據患者的情況開處方，讓患者按量服用避孕藥、抗抑鬱劑或利尿劑等等，直接進行藥物治療。

工作容易恍神算是經前症候群嗎？

注意力不集中也屬經前症候群的一種。生理期前的不適感，通常透過身體和精神兩方面表現出來。

身體方面主要是小腹疼痛、臉部水腫、四肢水腫、乳房脹痛、頭痛、眩暈、失眠、膚質粗糙、長痘痘……等。

在精神方面則通常表現出焦慮、易怒、躁鬱、不安、愛哭、多愁善感、精神渙散……等。部分女性甚至出現態度惡劣、易發脾氣、勃然大怒、毀壞東西的行為。

緩解月經前症候群自己來

泡腳

臨睡前以熱水泡腳10分鐘，能促進身體的血液循環，並消除掉肌肉的緊繃僵硬。當血液流通至各處，肌肉也獲得舒緩，各種不適症就能被減輕。

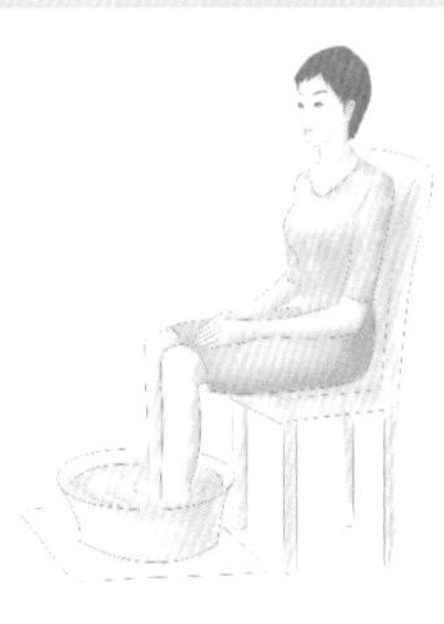

泡澡

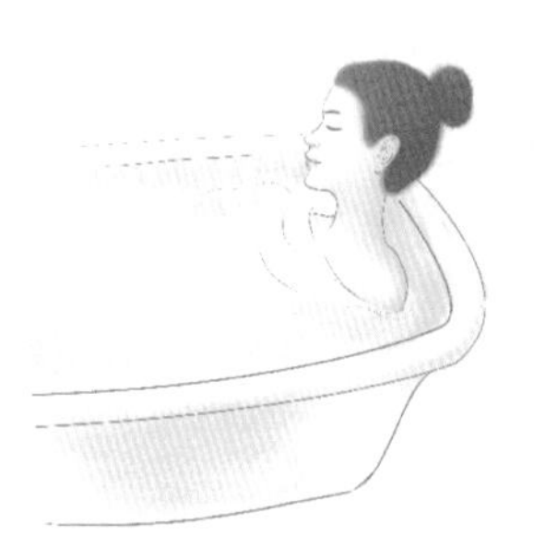

比起淋浴，泡澡更能緩解焦慮，夏天水溫在37～38℃較合適，冬天則建議40～41℃，加薰衣草精油在水中有助放鬆。再放上一首療癒輕音樂，整個人的疼痛或焦慮將得以緩解。

伸屈腳腕

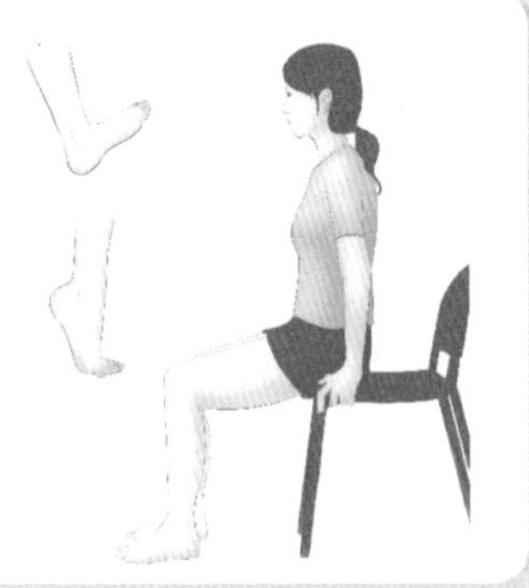

端坐在椅子上，腳跟貼地，腳尖緩緩立起，腳腕彎曲呈90°，維持5秒再返回原位，接下來將腳尖和腳腕用力伸直，腳跟立起5秒，並重複5次。

扭腰運動

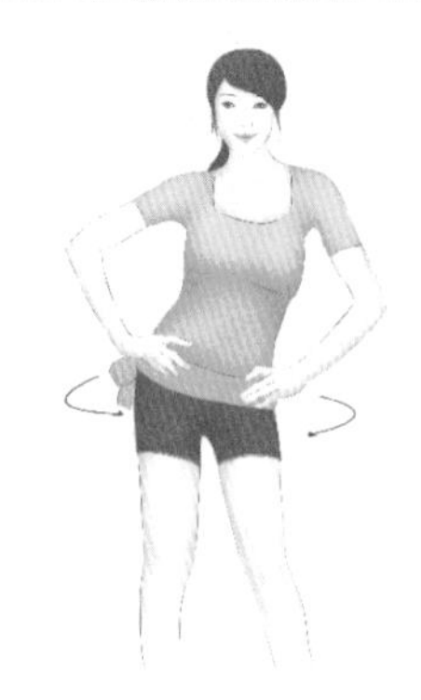

在骨盆最突出的部位，纏上長筒襪或是毛巾，兩腳張開與肩同寬，像畫圓弧一樣地扭動腰部，左邊20次、右邊20次。這個動作主要在幫助下盤做運動，對於改善腰間血液不通暢、經期不調頗有助益。

經期大絮亂，晚來與早退的小紅

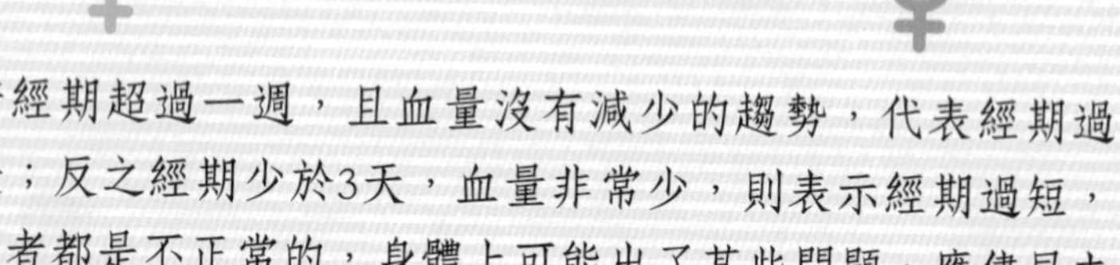

若經期超過一週，且血量沒有減少的趨勢，代表經期過長；反之經期少於3天，血量非常少，則表示經期過短，兩者都是不正常的，身體上可能出了某些問題，應儘早去醫院婦科進行檢查，以免延誤治療。

容易經期不規律的時期

女孩們對於月經的週期想必都很在意，如果月經上個月才提前露面，下個月又遲遲晚來，會造成主人心裡面的擔憂與惶恐，心想：「怎麼回事？身體出了什麼差錯？是所謂的月經失調嗎？」而在大多數的情況下，月經忽前又忽後，確實屬於不正常的現象，女生的確應該有所警覺。

但是，其實在女性的一生當中，有三個特別的時間點，月經未按照該有的節奏出現是正常的。

第一個時期是「初經來潮的頭幾年」，這個時期女孩的身體正在變化與適應，自然不會表現得太規律；而第二個時期是「生產過後的哺乳期」、第三個時期則是「更年期開始的幾年間」，這兩個時間點，也同樣是基於女性荷爾蒙的狀態不穩定所致，此時此刻的經期不規律乃是正常生理現象，若無其它不健康的情形，無須過度煩心。

而如果女性朋友在這三個時期之外，月經週期常常不規律，那就要思考看看是否有婦科器官疾病，或是臟腑功能出現問題的可能。

經期過長，疾病潛藏

正常月經週期約3～7天，若超過7天，然而經血量隨著天數逐漸減少，仍屬於正常現象，不必過分擔憂。

但是，如果經期已持續7天以上，同時月經血量並無減少的趨勢，甚至持續增加；亦或者淋漓不盡將近10天以上，都已經算是月經過長，提示身體內可能潛藏了某種疾病，例如：子宮肌瘤、子宮發炎，最好盡早到醫院求證。

經期過短，恐無排卵

如果月經在3天內結束，同時伴隨經血量極少的現象，此一情況為經期過短，也是身體出了狀況的表徵，特別應該警惕的是無排卵現象。

女性的身體倘若沒有排卵現象，則暗藏著無法懷孕的可能性，由此見得，經期過短也是導致不孕的症狀之一。

女孩們可以經由測量自己的基礎體溫，來確認自己是否有排卵現象。如果測得的體溫曲線呈現持續低溫，看不出高溫期和低溫期的區別，那麼可能代表身體並沒有排卵。不過，即使測得有排卵，經期過短也可能是由於卵巢功能低下造成，最好去婦科檢查一下。

翻臉的好朋友，痛經痛起來要人命

女性朋友們熟悉的痛經，指的是月事來潮期及前後時期，出現小腹或腰部疼痛，嚴重者甚至冷汗淋漓、手腳冰凍、噁心嘔吐，甚至暈厥；「痛經」屬於婦科的常見病症，根據相關調查，發病率為33.19％。

原發性痛經&繼發性痛經

「原發性痛經」是指身體無特別的異常病變，僅僅是因為先天體質而引起的痛經，大部分的痛經皆是屬於此一類型；前列腺素（能促使子宮收縮的生理活性物質）分泌量的增多是引起痛經的原因之一。

除此之外，年輕女孩若子宮、卵巢尚不夠成熟，子宮頸管的細長狹窄等等因素，也會造成痛經。

具有易痛經體質的女性，若身處壓力大的情況下，或是因受寒引起血液循環不順暢，都會額外加重病情的症狀。

而「繼發性痛經」則是指由於婦科疾病，例如：子宮內膜症、子宮肌瘤等等惡疾，所引起的疼痛。

當主人發現疼痛感突然加劇，或者是漸漸加劇，導致不得不服用3～4天的止痛藥，就有很大的可能是「繼發性痛經」。

對症治療，解除子宮痛苦

有些人為了緩解月經帶來的疼痛，會服用止痛藥，有部分的女性擔心長期吃止痛藥，容易失去藥效，其實只在痛經期間使用，是沒有疑慮的。

婦科醫師建議：在疼痛還不是太劇烈時就吃藥最有效，亦可以選擇中藥及低用量避孕藥等等不同的藥方。

除此之外，利用熱水袋、暖暖包等等溫暖小物，熱敷腹部與腰部，或者是用熱水洗腳、進行伸展運動來幫助人體血液循環，也能更有效地抑制症狀。

而醫師一再強調，不規律的生活習慣，最會破壞雌性激素平衡，因此養成良好的生活作息至關重要。

另外，若患有的是繼發性痛經，那麼，即刻就醫並且速速治療相關婦科疾病，則是首要的任務。

Hey! 女生悄悄話

生理期間可以內診嗎？

月經是女性身體的自然週期之一，而即使是在生理期期間，也是可以去醫院婦產科進行檢查的，完全不用怕會有任何不良的影響。

所以，如果與醫生預約好檢查時間之後，剛好月事來潮，仍然可以準時赴約檢查，沒有必要取消預約。

但是，如果女生自己心裡過不去，難以接受在月經期間進行內診，那麼亦無須勉強自己，可以提早向醫生說明，取消預約，另外改約其他雙方方便的時間。

月事來潮，頭痛欲裂？

幾乎所有人都曾有過頭痛的經歷，有時它還會反反覆覆地發作折磨你。通常導致女性頭痛的大半原因是肩膀或脖子僵硬，此為緊張性頭痛；第二常見的原因，則多半是睡眠不足、飲酒過量而引起的偏頭痛。

頭痛有兩種

「頭痛起來，真忍不住想去撞牆！」很多女性上班族大概都有過這樣的痛苦經驗。特別是月事來潮時，特別虛弱，這時如果又受了一點風寒，或早已處於長期疲勞、肩頸僵硬的緊繃狀況時，更容易會感到頭疼，甚至需要請假回家、臥床休養，工作也不得不進入停擺的狀態。

緊張性頭痛：女人頭痛的主力軍

看電腦、打資料、從事桌邊工作、長時間閱讀……等等，都有可能是引起緊張性頭痛的理由。

頭痛發作起來，後腦杓會充滿緊箍感和重壓感，伴隨著頸部和肩膀酸痛，這些疼痛皆來自於脖子肌肉緊張、血液循環不良，追根究底則是因為長時間維持低頭的姿勢，形成乳酸等體

內廢物堆積在人體，進而產生腦人的疼痛感。

此類情況之下，其實只要沖沖熱水澡，伸展、伸展肌肉，再加上適當的按摩，頭痛感便能得到有效的緩解。

偏頭痛：女人頭痛的第二幫兇

偏頭痛發作時，半邊的頭部出現一跳一跳的疼痛，嚴重些甚至感到頭要破裂般的劇痛及嘔吐；部分患者在頭痛來臨之前，眼前會出現刺眼的光線等徵兆。

偏頭痛經常是血管發生異樣所導致的；當某些因素導致血清素分泌過剩時，就會使大腦的血管收縮，隨後馬上恢復原狀、再次擴張，這個變化會壓迫到周圍的神經，引發疼痛感。

以生活層面來討論的話，過度勞累、睡眠不足、壓力大、季節溫度變化、飲酒、月經……等等因素都可以誘發偏頭痛；而其中當然也少不了遺傳的因素。

此類頭痛首先必須讓大腦暫時放鬆，遠離壓力來源，並且以手指按壓太陽穴，促使血管收縮，可以稍稍減緩疼痛。

Hey! 女生悄悄話

比起男性，女性更容易患偏頭痛嗎？

一般來說，女性的確比男性容易患上偏頭痛的毛病，患病率約為男性的2～3倍。

為何如此？研究顯示，女性的偏頭痛與體內的雌性激素有關，在排卵期或月經來潮前，雌性激素會自然增加，而它所產生的一種物質會刺激大腦的神經，導致女性情緒激動、心情煩躁，接著就導致了偏頭痛。

除此之外，比例上的差異，與女性習慣壓抑、囤積煩惱、過度疲勞、睡眠不足……等等亦有很大的關係。

頭痛的分門別類

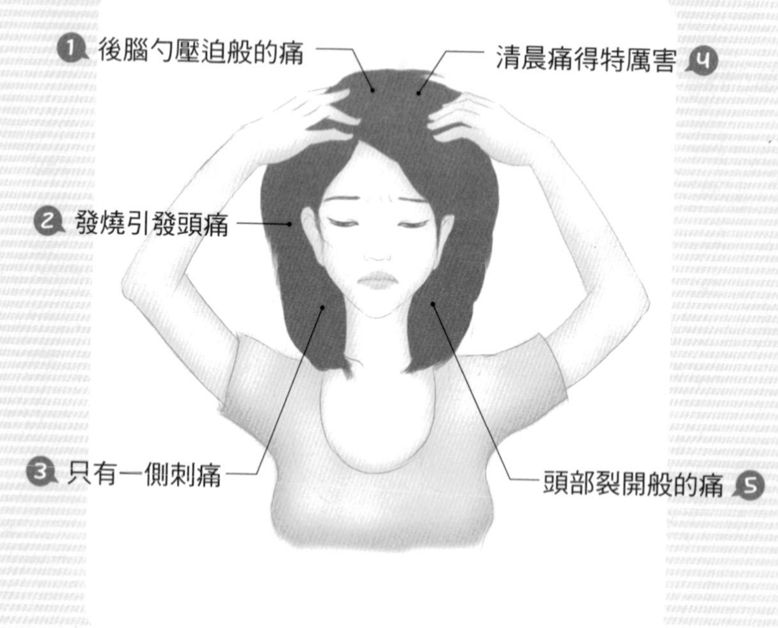

註

1. 可能原因：緊張性頭痛、心因性頭痛、視疲勞
2. 可能原因：感冒
3. 可能原因：偏頭痛
4. 可能原因：腦瘤
5. 可能原因：蛛網膜內出血、腦出血

頭痛時的飲食宜忌

宜：菠菜、堅果類、大豆製品

食物中若含有鎂，便可以緩解壓力、消除疲勞，多多食用，對於治療偏頭痛、緊張性頭痛皆有顯著的效果。

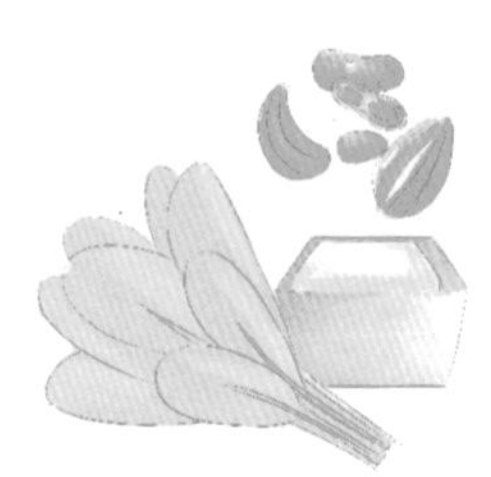

忌：紅酒、奶酪、巧克力

這類飲食中的某些成分，會促使血管擴張，一不小心吃多了，將誘發頭痛、偏頭痛，要儘量少吃或不吃。

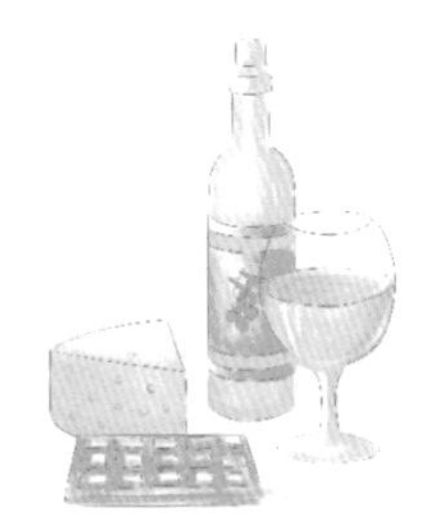

視情況而定：紅茶、咖啡

咖啡因可以讓血管收縮，因此在偏頭痛發作時有減緩疼痛的效用；然而，對緊張性頭痛則相反，會加重病情。

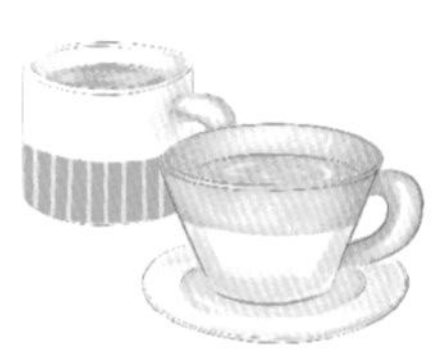

病魔藏在小細節

- 子宮內膜異位
- 卵巢囊腫
- 椎間盤突出
- 更年期症候群

腰痠背痛，與月經有關係？

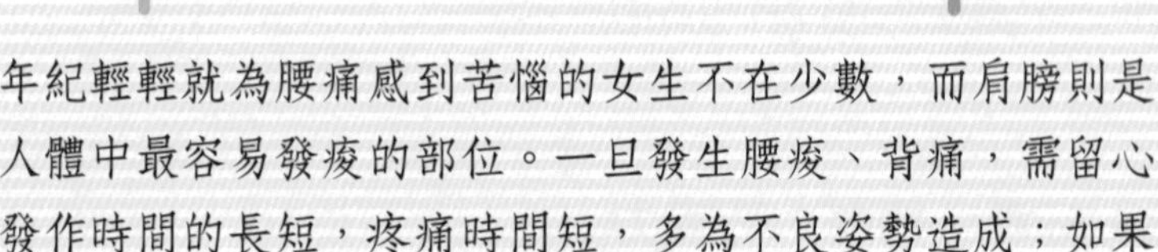

年紀輕輕就為腰痛感到苦惱的女生不在少數，而肩膀則是人體中最容易發痠的部位。一旦發生腰痠、背痛，需留心發作時間的長短，疼痛時間短，多為不良姿勢造成；如果是長時間，則要小心是否隱藏疾病。

腰部痠痛三元兇

腰痠很常見，卻不容易根治，腰痛不是病，痛起來卻是會要人命！即使貼了一堆痠痛貼布，還是不見任何改善嗎？如何在平日裡做好預防措施，讓生理期病痛不再上身呢？究竟造成經期腰痛的兇手有哪些？

日常生活諸多因素

常常處在彎腰姿勢，長期開車或從事電腦工作的人，或是職業本身對腰部造成負擔，都容易造就腰痛。

而有時候也跟職業無關，習慣性姿勢不良、愛穿高跟鞋、下半身受涼……也是日常生活中導致腰痛的各種原因。

內臟疾病、脊椎疾病、精神疾病

撇除日常生活中肌肉緊張之外，例如椎間盤突出這種脊椎疾病，以及內臟疾病、精神疾病、心理疾病……等等理由，亦可能成為引發腰痛的重要原因。

單純腰痛可以通過休息、伸展、按摩來減輕；但是，倘若疼痛與日俱增，甚至出現尿血、嘔吐、發燒這些其他症狀時，則建議去醫院接受診察。

子宮病變、卵巢病變

慢性的腰部疼痛，極有可能是由子宮肌瘤、子宮內膜炎、卵巢腫瘤、子宮癌等婦科疾病引起。

這些情形之下，要確認除腰痛之外，是否還有白帶異常、子宮不正出血等等其他症狀，並及時去婦科接受檢查。

Hey! 女生悄悄話

我的腳趾怎麼掰不開？

患有經常性腰痛的人，可以嘗試著掰開腳趾，能輕易掰開的話沒有問題，掰不開則要多多留心。

因為，從腳趾開始一直到腰部，是由一連串的系統化肌肉「經筋」連接而成的，腳趾如果掰不開，代表「經筋」負荷已滿，也就是說腰部的肌肉已喪失了原有的柔軟度，臨床上認為這種情況容易引發腰痛。

另外，腿常常在抽筋的人，隨著抽筋的部位，沿著腳趾、小腿、大腿越來越往上延伸，發生腰痛的可能性也正在提升中。

注意關鍵時刻，腰痛不發作

辦公的時候

在辦公室上班的時間，坐姿要端正，維持腰部的挺直；每每辦公一段時間後，必須稍做休息，伸懶腰，自我放鬆。

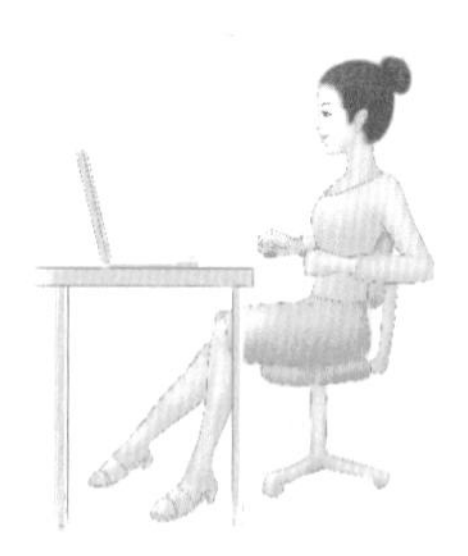

烹飪做飯的時候

煮飯的時段，將雙腳輪流放置在臺階上，可減輕腰部的負擔。

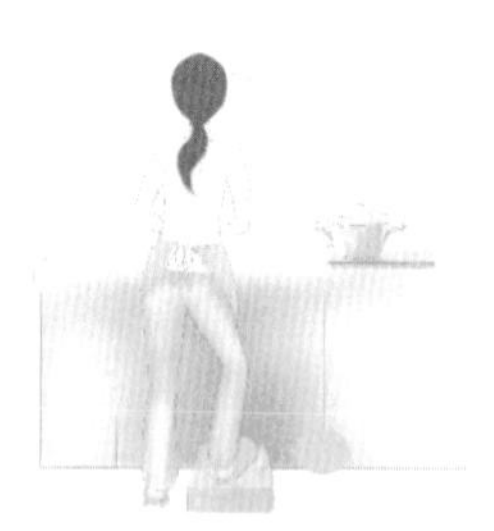

搬移重物的時候

將膝蓋彎曲，腰背則儘量挺直，只利用腿部的屈伸來搬抬重物，避免傷及腰部。

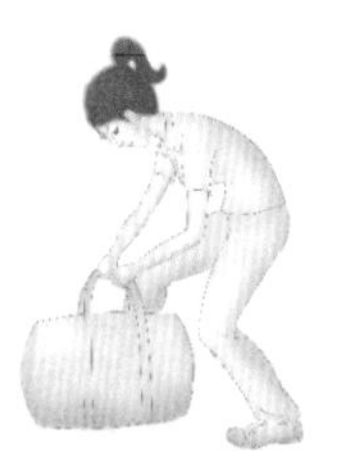

睡覺就寢的時候

選擇有點硬度的寢具，其實才是最保護腰部的做法；側躺時腰部、腿部稍微彎曲，對腰造成的負擔較小。

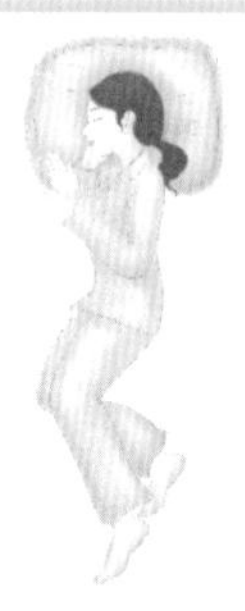

肩膀痠痛周而復始

大部分的肩膀痠痛，都起因於肩膀及周圍肌肉的疲勞，而引起肌肉疲勞的主要原因有很多，例如長時間保持著同一種姿勢、長時間待在冷氣房裡、壓力過於龐大、佩戴的近視眼鏡度數不合適……等等。

Hey! 女生悄悄話

月經前肩膀酸痛是什麼理由？

許多女性在經期前除了有乳房脹痛的感覺外，還會肩膀酸痛。這是因為月經前，女性體內的雌性激素迅速增加，導致自主神經紊亂，血液循環不順暢，從而導致肩膀酸痛。一般來說，這種症狀同樣會出現在自主神經紊亂的更年期。如果在月經前或者更年期時出現較為嚴重的肩膀酸痛，就要及時去醫院檢查，以免隱藏的疾病被延誤。

肌肉僵硬帶來的肩痛

肩膀到背部的肌肉變僵硬，就會影響血液循環，身體內部的毒素不能被及時排出體外，就會造成肌肉的僵硬或者疼痛。

在這種情況下，可以通過按摩、貼濕布熱敷、泡個熱水澡等等方式，幫助促進血液流暢，減輕肌肉僵硬現象，只要疼痛有所緩解，就無須過於擔心。

隱藏在肩痛下的可怕疾病

如果肩膀除了僵硬，還有其他症狀，那麼就是患上了某些非治療不可的疾病。比方說：如果出現了暈眩、月經不順，可能是更年期障礙；倘若後腦勺疼痛，有高血壓的危機；而如果肩膀的活動能力減弱，也許已經患了肩周炎。

去醫院是最保險的做法，如果除了肩膀僵硬，還會長時間麻痺，並出現嘔吐、頭痛，代表病情頗嚴重，不可輕忽。

肩膀運動操

搖頭甩腦

頭部前後左右地晃動。可以幫助活絡腦部的血液，讓血流靈活地流通至全身，避免血量積聚在腦部，造成腦壓過高。

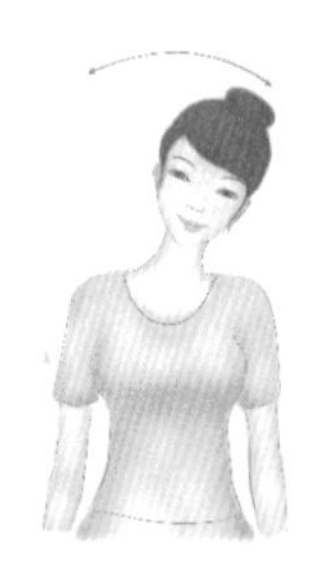

抖抖肩膀

肩膀上上下下地抖動。這個動作除了能夠增加肩部血液的流暢度之外，亦可以延伸肩膀的肌肉群，避免乳酸堆積在肩背部。

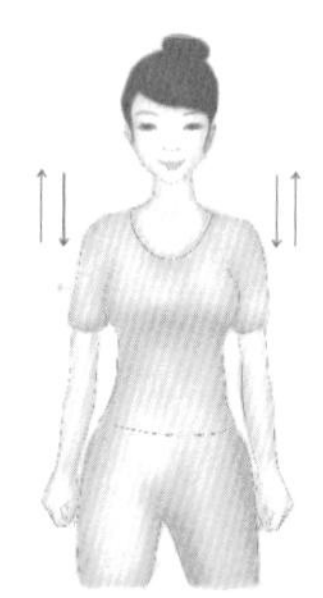

晃動手臂

小臂前前後後的搖動。畫大圈圈一般揮舞雙手的手臂，能活動筋骨，促進血液循環，進而減少肩膀痠痛的發生。

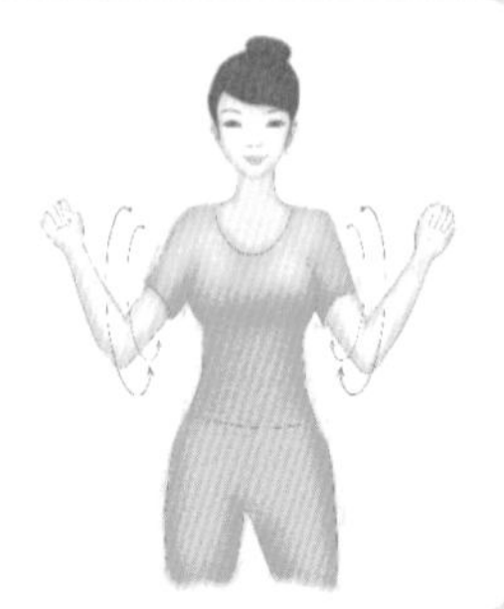

經期伴隨著便秘，苦不堪言？

病魔藏在小細節

痔瘡

子宮肌瘤

巧克力囊腫

大腸激躁症

女性容易因為承受壓力、缺乏運動、水分缺乏、纖維攝取不足等等理由患上便秘，不僅排便的當下苦不堪言，體內毒素排出困難，就會給身體帶來一系列不適症狀，痘痘、精神疲累、厭食症都會跟著來找碴。

日日排便不代表100%無便秘

便秘與否，和排便的頻率未必有絕對的關係。

健康的人們一日通常大1～2次便，即便是2、3天才大便，但在較短的週期規律內，有一定的糞便量排出，且身體沒有不快感，就是正常狀態，不是便秘。

出現持續約一星期以上排便困難、完事後沒有爽快感，即是便秘。就算是每天都有排便，但每次都不舒暢、有殘便感，其實也算是便秘。

有便不排，便秘導火線

作息不規律，或者舊有規律發生任何變化，不健康的生活習慣，例如：不運動、少喝水、精神負擔重、未攝取足夠纖維素等等，都容易招致便秘。如果是這些原因引起的便秘，只要努力恢復原先的生活方式，或者改掉不良陋習，嘗試更健康的新生活方式，就能順理成章地消除便秘現象。

此外，常見於女性的一個壞習慣，就是經常在想排便的時候，由於種種原因，可能是手邊工作正忙碌，就忍著不排便，這才是最令人擔憂的情形，如果女生先天腸胃功能比較弱，這種習慣尤其容易引發長期便秘。

不理不睬，便秘讓你好看

便秘讓人痛苦，只不過便秘引發的疾病更叫妳痛苦萬分，一旦便秘的情況嚴重時，由於糞便排不出去，為了不願讓穢物囤積體內，病患只好使勁全力猛大，一瞬間血壓突然升高，或者有菱有角的硬糞便不慎傷及肛門，結果又患上了更加惱人的痔瘡，在便秘不歸路上來來回回打轉。

因此，一旦出現便秘的徵狀，絕對別放任它不管，快調整生活作息，或是請求醫療協助，讓糞便的排放慢慢步上正軌，回到健康的不便秘生活。

Hey! 女生悄悄話

便秘時，喝優酪乳有助排便嗎？

人人皆知道，優酪乳中含有乳酸益菌，所以一般認為喝優酪乳有助於消化、解便秘。

然而，本來是為了腸胃健康才飲用優酪乳，殊不知此類食品攝入過多，假使成功讓排便變得順暢了，也會致使腸內有氣體堆積，到頭來引起腹脹難受的反效果。

醫生指出，優酪乳的攝取，適量即可，欲改善便秘的情形，最主要還是從生活習慣努力起。

零便秘的生活計畫

早餐不可不吃

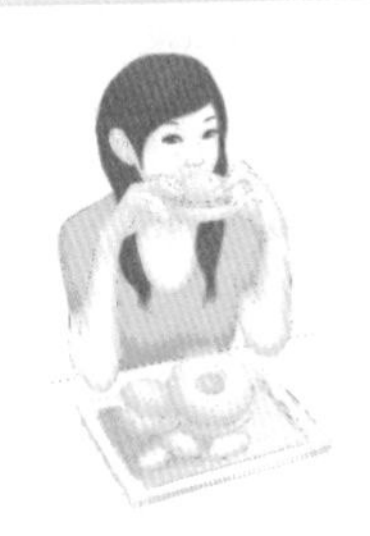

吃早餐能夠刺激腸道，使其甦醒過來。即便是匆匆忙忙的上班族，也要養成每一日早晨攝入食物的好習慣。

生活作息規律

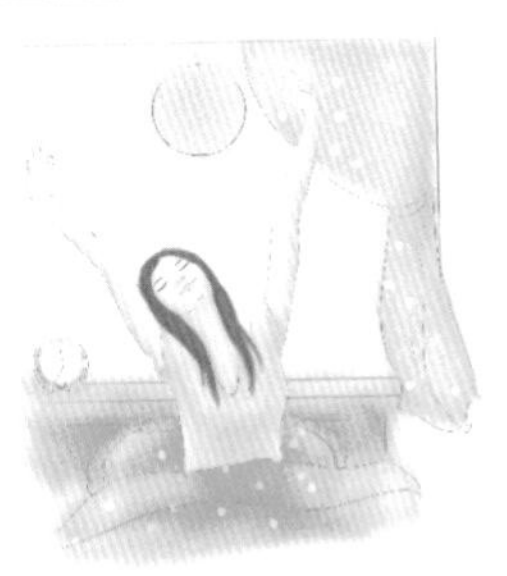

固定時間睡覺、起床，以11點就寢、早晨7點起床最佳，若上述時刻執行上有困難，至少須維持時間上的規律。

多吃富含膳食纖維的食物

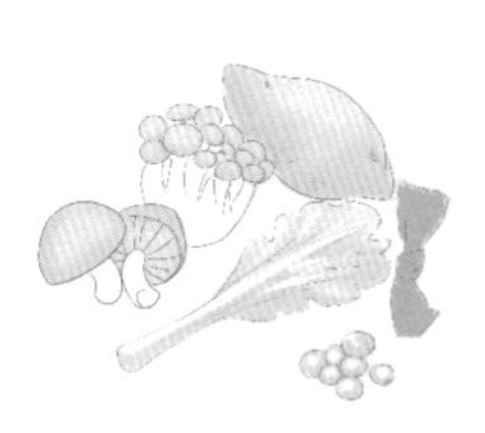

蔬菜、水果、豆類、菇類、薯類、海藻類等等食材中，皆富含膳食纖維，多多攝取有助於軟化糞便。

偶而按摩腹部

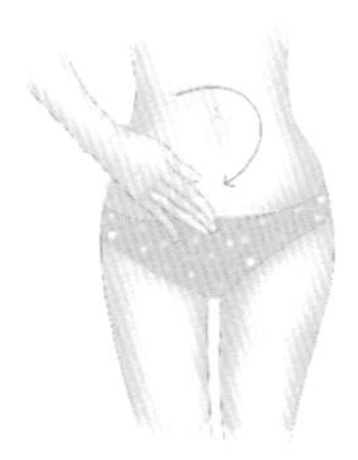

以肚臍為中心，以手心按摩肚子，按照順時針方向在腹部畫圓，從體外對腸道施以適當的刺激助整腸。

攝取充足水分

勤喝水，每日都該攝取充足水分，尤其是早晨一覺醒來，空腹立飲500c.c.的溫水，可刺激腸道、通便順暢。

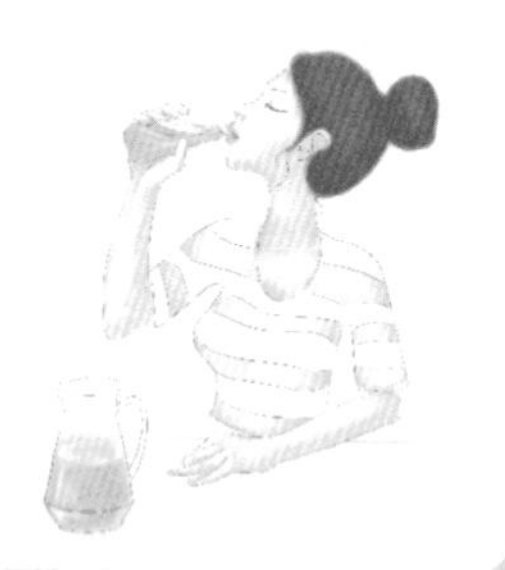

適度活動身體

無論是鍛煉腹肌的運動，或是慢跑、散步、游泳等等活動到全身的項目，其實都可以促進腸道蠕動。

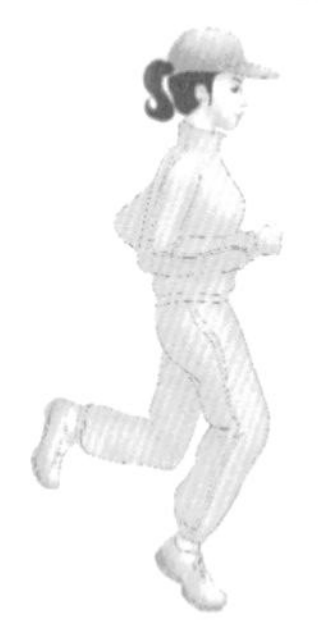

不要積攢壓力

有壓力就沒有健康的生活，過度沉重的壓力，會導致腸胃蠕動速度減慢，所以避免壓力也能預防便秘。

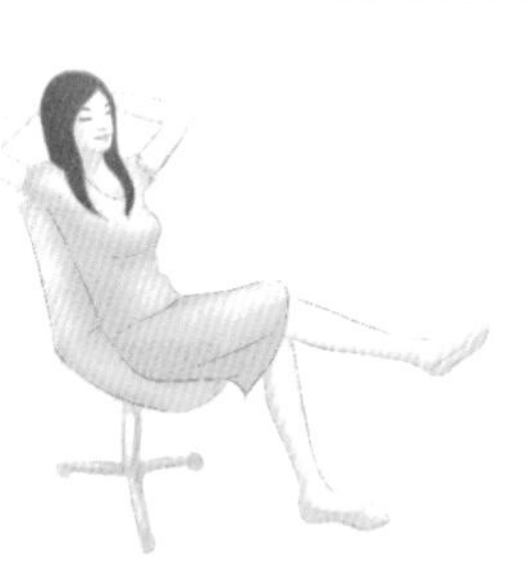

有便意立刻如廁

便意來襲，總是習慣性的選擇忽略，強忍下來使得便意消失，日子久了就會引發便秘，因此最好別有前述行為。

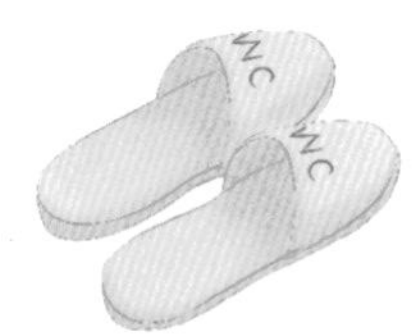

如何擺脫生理期的水腫魔咒？

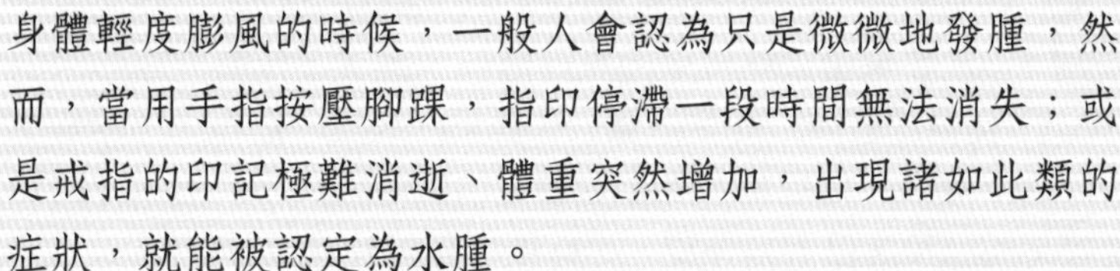

身體輕度膨風的時候，一般人會認為只是微微地發腫，然而，當用手指按壓腳踝，指印停滯一段時間無法消失；或是戒指的印記極難消逝、體重突然增加，出現諸如此類的症狀，就能被認定為水腫。

自然水腫&病變水腫

水腫，就是身體在鬧水災，要判斷是一時虛胖，還是身體真的出了狀況？小小的水腫現象，其實背後的起因學問很大，若身為易水腫的女性們，更必須懂得如何去辨識這兩種不同的水腫，搞清楚自身的身體。

自然水腫

經過一段長時間的下蹲、坐著、站立或走路，就會感覺到腳腫腫的、鞋子變緊，這是因靜脈血液暫時不通暢，雙腳淤積水份所引起的；還有許多的情況，例如：晚上睡覺前飲用了大量水分，或飲酒過度，第二天早晨容易出現水腫；攝取了過量鹽分，身體為了保持平衡而蓄積水分，也會引發水腫。這些自然發生的水腫現象，腳部、臉部或手部會有稍微的腫脹，然而不久後會自然消失，一般情況下沒必要操心。

病變水腫

有的水腫是來自於身體的病變，比方說全身性水腫，可能是心臟、肝臟、腎臟的疾病，或甲狀腺機能低下、內分泌異常發出的訊號。此外，一些局部性的水腫，則可能是由血管或淋巴管障礙（例如：血栓性靜脈炎）引起的。

Hey! 女生悄悄話

消水腫該吃些什麼？

水腫是由人體排尿困難而導致，應該多吃有利尿作用的食物，譬如：紅豆、薏仁、西瓜、冬瓜、鯽魚……等等。可以用薏仁、紅豆加水煮至軟爛，飲其湯，具有消除水腫的功效；西瓜和冬瓜則去外皮、搗碎後用布榨汁，日日飲用。

消消水腫小妙招

按摩下肢

輕輕按摩腳部，使淋巴液從指尖往心臟的方向流動，活絡人體體液，水腫的情形便會獲得改善。

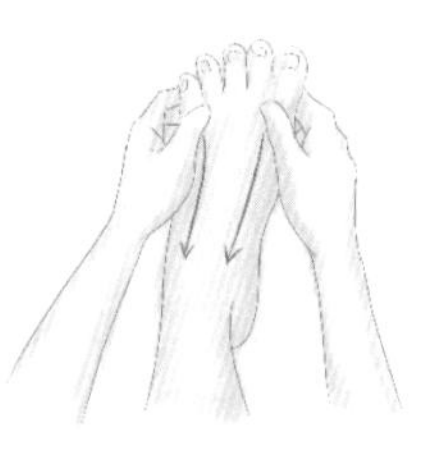

墊高雙腿

睡覺時，在腳下墊上一團棉被，讓雙腳高於心臟位置，避免血液回流時不通暢，造成四肢的浮腫。

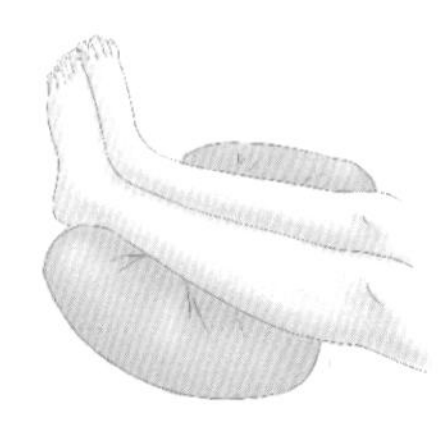

工作途中動一動

如果從事需要長期坐在椅子上的職業，上班中可以站起來，扶著椅子然後活動腳踝，不僅促進血液流通，亦防止便秘的發生。

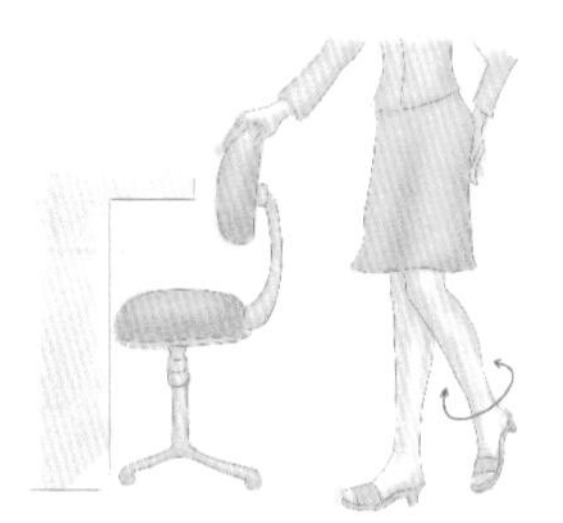

敷眼睛

洗完臉之後，在化妝棉上滴幾滴化妝水，敷在眼睛上端以及周圍大約5分鐘，達到舒緩眼壓的目的。

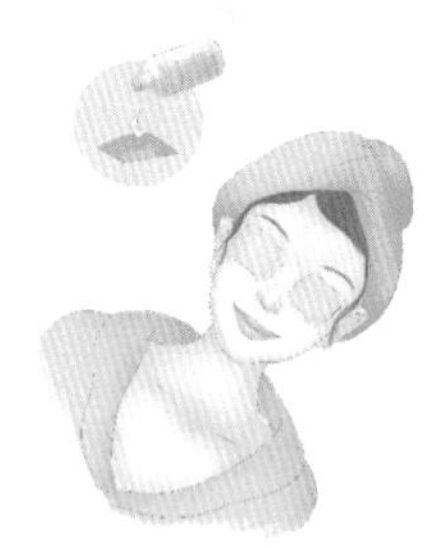

臉部按摩

按照額頭、眼睛、耳前、耳後的順序，溫柔地按摩臉部，當臉部的血液不滯留，水腫的發生率便會降低。

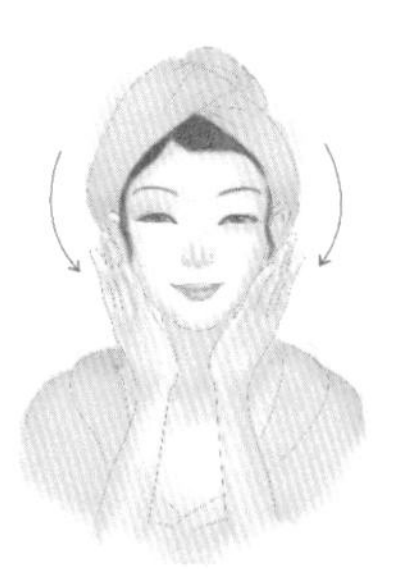

熱毛巾敷臉

將毛巾沾水加熱、敷於面部，搭配按摩，使得淋巴液從下巴慢慢地流向臉頰、頭部，防水腫也保養膚質。

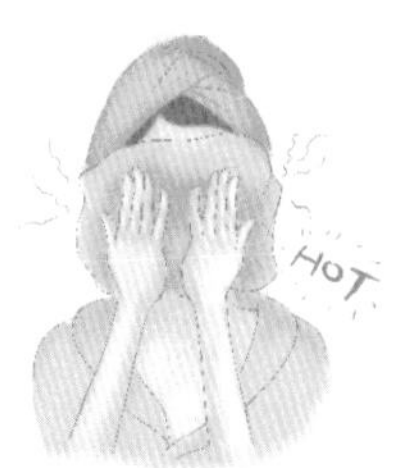

戰勝此起彼伏的生理期痘痘

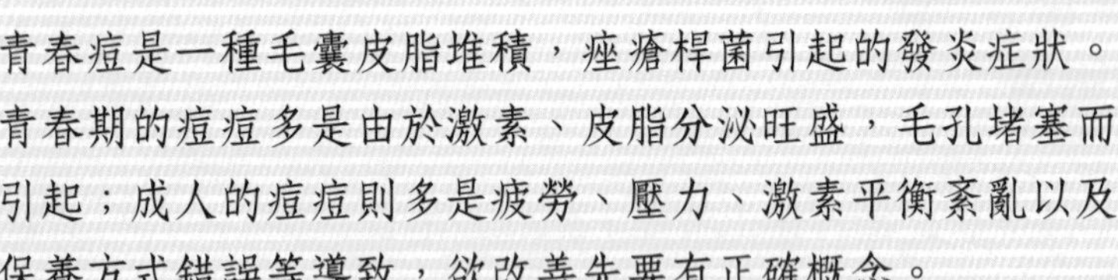

青春痘是一種毛囊皮脂堆積，痤瘡桿菌引起的發炎症狀。青春期的痘痘多是由於激素、皮脂分泌旺盛，毛孔堵塞而引起；成人的痘痘則多是疲勞、壓力、激素平衡紊亂以及保養方式錯誤等導致，欲改善先要有正確概念。

成年人怎麼還長青春痘？

某些人年少時期明明沒長痘痘，卻在接近30歲開始冒痘；而有的人滿臉成人痘，也可能是青春痘的延續。成人痘與青春痘最大的不同點，在於成人痘最常長在臉下半部，尤其是嘴唇四週、下顎、脖子等部位形成深部囊腫與暗瘡，還會伴隨著紅腫、發炎、灼熱和刺痛感。

活躍的黃體素

雄性激素可以造成皮脂腺分泌旺盛，而作為雌性激素之一的黃體素，也有著類似於雄性激素的功能，會使皮脂增多、角質層增厚。所以，在黃體素分泌旺盛的生理前期，會有很多人出現青春痘等等肌膚問題。

不安定的激素

青春期是皮脂腺分泌非常旺盛的時期，在臉部T字部位，多皮脂腺的地方，容易產生青春痘，若是青春期雌性激素分泌失調，將使皮脂的分泌更加旺盛，亦會促成痤瘡桿菌的增加，增加發炎的機率，這種青春痘會隨著年齡增長自然減輕。

錯誤的清潔保養

與青春期的青春痘不同的是，成人臉上的成人痘痘，則大部分是由於清潔不當、清洗過度造成的。

皮脂有著保護皮膚使其免受紫外線、乾燥及其他有害物質傷害的重要功能。過分的清洗法，會導致皮脂的流失，肌膚的抵抗力趨於低下，從而引起皮膚問題。

此外，使用中的化妝品不適合肌膚，造成皮脂的保護功能變弱，或是生活中的疲勞、壓力，使得皮膚新陳代謝變得不再規律，也會引起青春痘問題。

Hey! 女生悄悄話

多少度的水溫較合適洗臉？

毛孔一旦出現堵塞，特別容易長出痤瘡或小疙瘩，留下難以抹滅的痘疤。要避免痘痘的生長，維護臉部清潔非常重要。若是以40℃左右的熱水洗臉，毛孔會張開，堵塞的穢物會脫落。藏汙納垢的頭髮，有時也會對臉部皮膚產生刺激，導致長痤瘡、起小疙瘩，因此要注意別讓頭髮貼在臉上。

即使是在意臉上長痤瘡、起疙瘩，也千千萬萬不要狂摳、弄破那些痘痘，因為傷口一旦受到細菌感染之後，症狀只會惡化，並無助於改善膚質。

和痘痘說掰掰

保濕皮膚

洗完臉後，使用化妝水為肌膚補充水分，此時此刻的補水動作效果最佳，還可以抑制皮下油脂的分泌量。

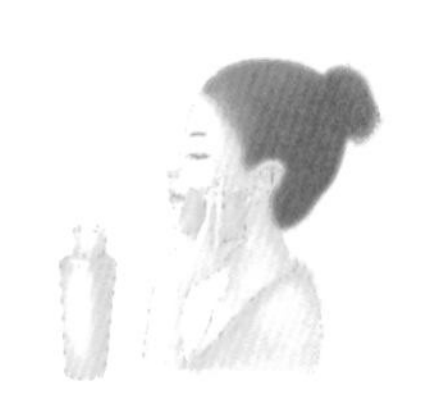

睡前補水

晚上睡覺前，記得再次塗抹保濕霜，加強保濕，讓肌膚喝飽水分，更能抵抗外來的「乾害」侵襲。

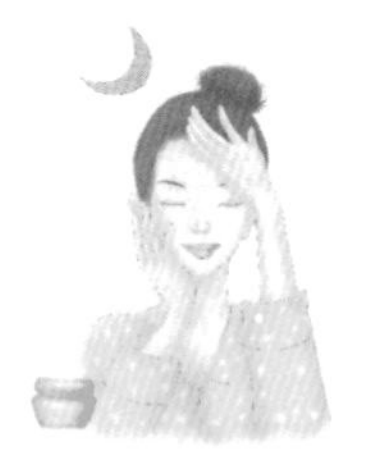

每週敷面膜

皮膚科專家建議，女孩兒們每週最好能敷上2次面膜，讓肌膚享受較深層的營養呵護，保水、保濕、不乾枯。

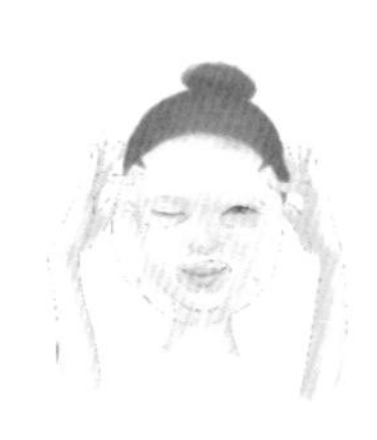

睡眠充足

充沛的睡眠時間，是維繫健康膚質不可或缺的，身體獲得睡眠，能解壓、讓內分泌趨於正常，抑制痘痘。

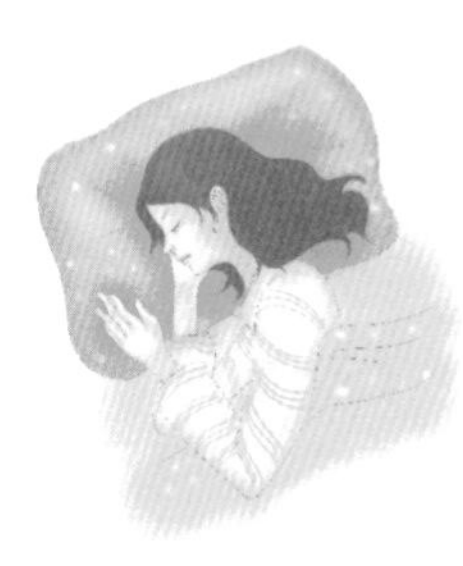

攝取蔬菜水果

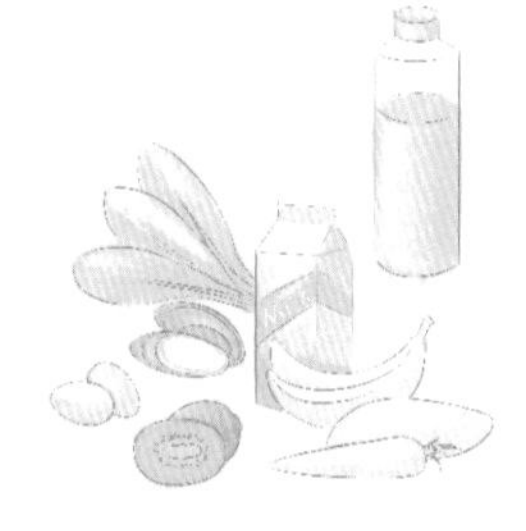

多多食用水果蔬菜，補充維生素，促進肌膚的新陳代謝，還能夠幫助大便的暢通，排解體內多餘毒素。

飲用花茶

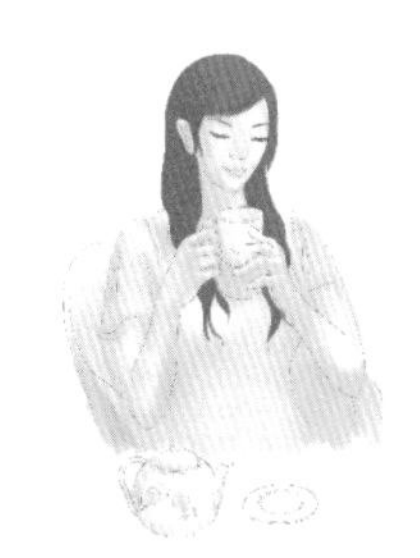

女生喝花茶，能幫助腸胃系統的清潔工作，只要順利排出體內有害物質，痘痘自然不來破壞美麗臉蛋。

臉部清潔要徹底

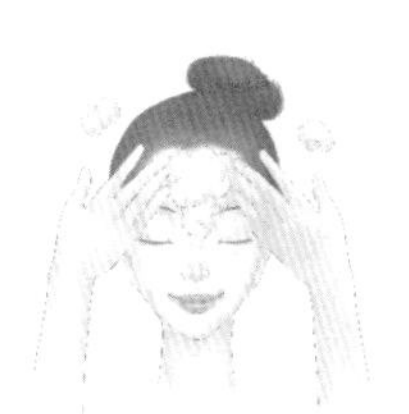

用溫水將臉部浸濕之後，擠出適量的洗面乳在手心，充分揉搓出泡沫後在臉上輕輕抹開，重點按摩易出油的T字區域；最後用適溫的清水洗掉泡沫，耳朵和額頭髮鬢處也要沖乾淨。

不是生理期，小肚子為何會痛？

小腹疼痛是女性常見的症狀，生理期時會出現小腹痛，便秘、腹瀉也會導致小腹疼痛，有時候背後甚至還隱藏著某些嚴重的疾病。小腹到底怎麼痛、不同部位的小腹痛又有什麼區別，身為女生可不能不知道。

婦科病作祟的小腹疼痛

小腹是指肚臍下面、骨盆一帶的部位，我們將小腹俗稱為小肚子。小肚子的內側，有子宮、卵巢和輸卵管等女性獨有的生殖器官，還包括大腸、小腸、膀胱、輸尿管等一般器官。

如果是月經來的前幾天，小肚子就開始疼痛，則可能是經前症候群造成的；而如果疼痛發生在月經期間，可以歸為痛經；若出現在兩次經期之間、排卵期的前後，那麼就是排卵造成的疼痛。當然，便秘或腹瀉也會引起小腹疼痛。

除了上述的幾種小腹疼痛，其它恐怕是器官病變造成的。一般來說，由於子宮或卵巢有毛病而引起的下腹部疼痛，大多伴隨有不正常出血、白帶異常、觸摸時有硬塊等等細微先兆。例如，如果下腹部正中央有硬塊，很有可能是子宮肌瘤；每逢月經時有劇烈疼痛，則隱藏著子宮內膜炎的可能性。

接受診察前，首先應自我初步檢查，判斷痛感出現在下腹部的何處，以何種方式疼痛，這樣才可以告訴醫生具體症狀，而不只是模寧兩可地說「小肚子疼痛」。

孕期小腹痛，提高警惕

月經延遲、有妊娠的可能性時，感覺到下腹部疼痛，應考慮到子宮外妊娠和流產。

倘若為先兆流產或流產，不正常出血的同時，還會伴隨著腹脹、陣痛等週期性疼痛。

此外，如果疼痛是劇烈地、難以忍受地，就很有可能是發生了子宮外妊娠，此時若輸卵管破裂就會導致生命危險。因此，懷孕過程中，一旦突然感覺到劇烈的疼痛，情況可能非同小可，應立即去醫院看病。

Hey! 女生悄悄話

小肚子疼痛吃「止痛藥」可以嗎？

單純是生理週期的疼痛，可以多少吃一些能緩解經痛的藥物，但特別要注意的是，某些藥物在月經來臨時是禁止食用的，最好事先向醫師洽詢。

生理期外的小腹疼痛，就要弄清楚是哪種原因造成的，例如：如果是因為便秘引起的，就要解決便秘問題，一旦便秘解除，疼痛的毛病也會隨之消失。

無論如何，一旦小肚子疼痛到嚴重難耐的地步，就必須及早到醫院做檢查，以免延誤了病情。

小腹疼痛難以忍耐

即使是單純的小腹疼痛，也有很多種疼痛方式。在接受診察時，應儘量詳細地將疼痛狀況告知醫生。

小腹疼痛的情況

- 月經期疼痛
- 兩次月經之間
- 每次月經時疼痛都會加劇
- 突發性疼痛
- 與月經無關的慢性疼痛

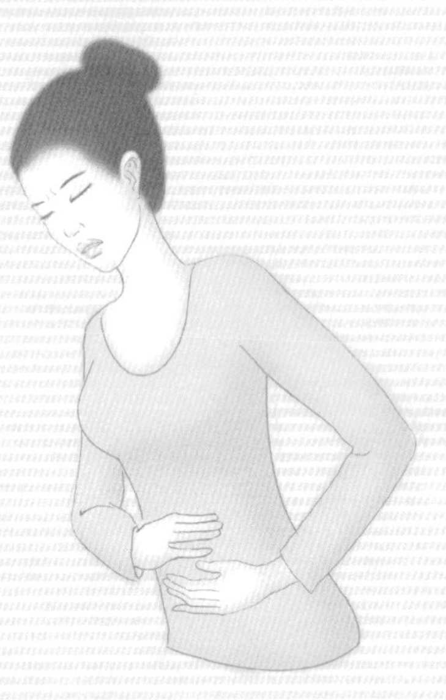

小腹如何疼痛

- 小腹中間疼痛
- 左邊或者是右邊疼痛
- 像針紮一樣的疼痛
- 疼痛時好時壞
- 疼痛為長期持續

小腹疼痛的伴隨症狀

- 腰部酸痛
- 下腹部凸起，可以觸摸到硬塊
- 白帶味道、顏色異常
- 不正常出血
- 發生性行為之後疼痛
- 下腹部脹氣感

不同部位疼痛的病症預告

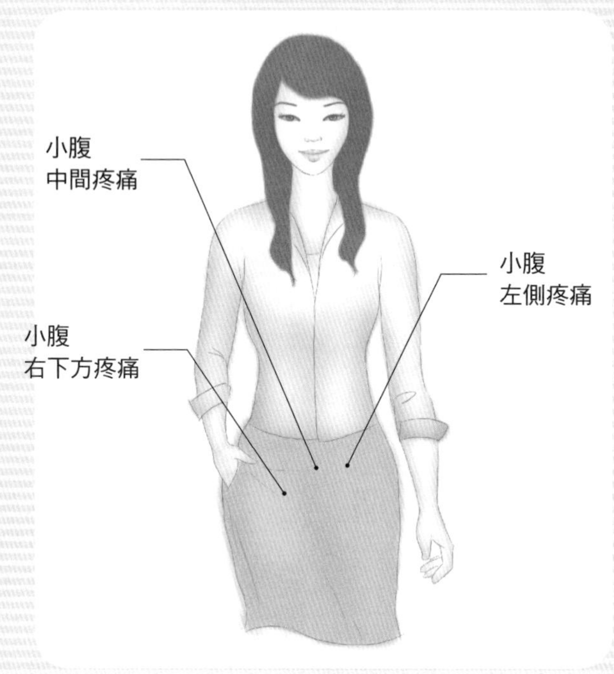

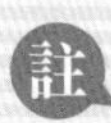

1. 可能病症：子宮內膜炎、子宮肌瘤、子宮肌腺症、盆腔腹膜炎、痛經、膀胱炎、子宮破裂、子宮外妊娠、早產、流產、常位胎盤早期剝離等。
2. 可能病症：推斷為右側子宮附屬器官發炎（輸卵管炎、卵巢炎）、卵巢出血、卵巢腫瘤、子宮外妊娠等。
3. 可能病症：推斷為左側子宮附屬器官發炎（輸卵管炎、卵巢炎）、卵巢出血、卵巢腫瘤、子宮外妊娠等。

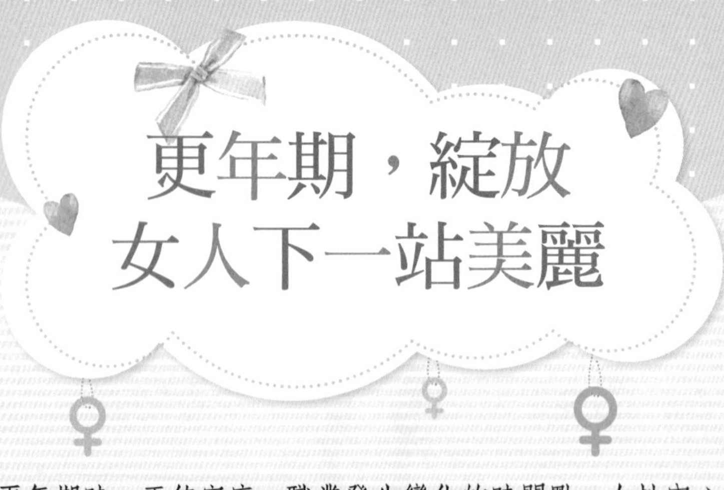

更年期時，正值家庭、職業發生變化的時間點，女性內心對未來充滿不安。部分人士甚至消極地認為，一旦進入更年期，女人就「結束了女人的身份」。其實，更年期更能活出元氣，彷彿是女性另一個新起點！

來勢洶洶的更年期

卵巢功能逐漸下降，直到不再排卵，「更年期」就是停經前後大約10年的這段時間。以平均年齡來說，女性通常從45歲前後進入更年期，長短則因人而異。有人35歲左右就進入更年期、有人則一直到過了55歲還來月經。

漸行漸遠的雌性激素

從初潮開始，卵巢就開始非常活躍地工作，經過40多年，卵巢就會逐漸結束自己的使命，功能開始消退。

由於卵巢最主要的功能是分泌雌激素以及黃體素，這兩種女性特有激素的分泌會在20～39歲之間達到高峰，因此，這段時期是女人懷孕、生產的最佳時機。

從卵巢功能開始減弱的40幾歲開始，雌性激素的分泌量便急遽下降，一旦過了60歲，幾乎就不會再分泌了。

是什麼讓妳身陷更年期症候群？

更年期不適的各種綜合症狀，稱為「更年期症候群」，雌激素低下的情形，在所有女性的體內都會出現，只是，並不是每個人都會被此種症候群所困擾。

在雌性激素發生變化的更年期，剛好遇上了孩子的自立、父母的護理、升官遷職……無論是家庭或者是職場，各方面都同時間進入了一個新的轉捩點。

此外，每個女性的生活習慣和周圍環境都有很大差異，即使所處環境相似，到目前為止的人生經歷和衍生出來的性格也會有所不同，相應地承受壓力的能力也有所差異。

更年期症候群，是由各自的身體因素、心理因素以及社會因素相互結合而引起的，因此，反映在不同的女性身上，也會有著相當大的個人差別，不會全然相同。

Hey! 女生悄悄話

男人們也同樣有更年期嗎？

沒錯！更年期並不是女性獨有的人生歷練，男性朋友們的考驗裡，也一樣存在著更年期。

只是與女性停止排卵不同，男性的睪丸即使是已進入了更年期仍然會繼續產生精子，分泌雄性激素。

而男性更年期的身體主要表現為：隨著年齡增加，陰莖的勃起速度越來越慢，精液的品質也越來越差，精液中的精子也越來越少，部分男性對於這種現象的產生，常感到強烈的挫敗感，造成焦躁與易怒，亦須要從生活與心理層面做調整。

更年期症候群三大因素

身體因素

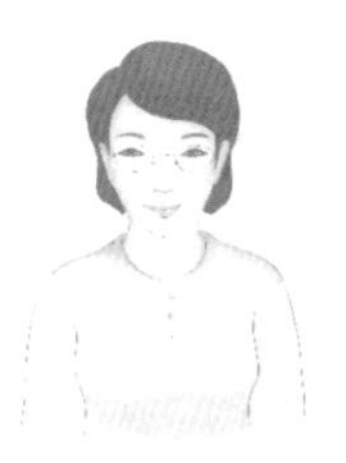

雌性激素分泌量的日漸減少、年齡的增加……等等，都是造成更年期生理上不適應的最主要原因。

心理因素

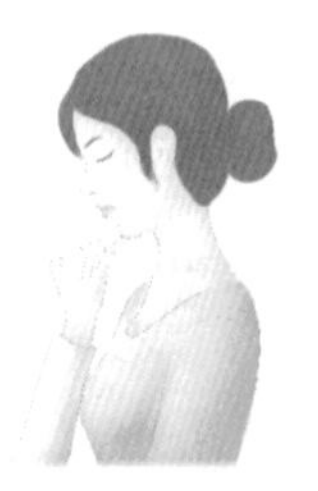

性格原因等。一個婦女的性情也會影響到更年期的症狀輕重，例如：先天悲觀與多愁善感的人，特別容易得到更年期憂鬱症。

社會因素

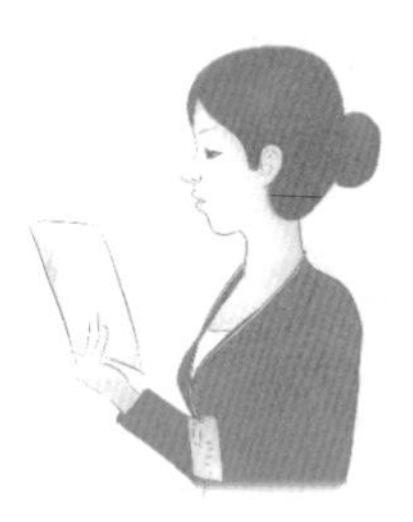

家庭、工作、人際關係的改變……等。更年期的年齡區間，剛剛好落在子女成家立業、升官調職的時間點，容易勞心傷神。

更年期離妳有多遠呢？

更年期是女性們不可逾越的一段時期，那麼，如何判斷自己是否已經進入更年期了呢？一般來說，最先提醒妳的貴人，就是那與妳相處30多年之久的老朋友「月經」，除此之外，身體和精神上也都會出現某些明顯信號。

變得不聽話的老朋友

進入更年期，一般來說月經出血量會減少，流血的天數也會縮短，週期會發生變化，大多數情況下都會越來越長，並常常伴有陣發性的潮紅、潮熱。然後，固定的生理週期被打亂，經期難以捉摸，有時會變長、有時會變短，到了後期，可能要隔半年才會來一次月經，最後終於斷經。不過，這些特殊的身體現象，都是因人而異的，也曾經有過突然斷經的例子。因此，想要精準地去判斷，剛剛結束的那次月經，是不是你與「老朋友」的最後一面，實際上是有難度的。

肉體與精神雙雙抗議

女性進入更年期後，兩種雌性激素分泌量減少，平衡便會被打亂，由於激素在維持女性身體健康方面一直身負重要的責任，加之這段時期女性所處的生活變化多，因此身、心兩方面都可能出現各種病症，常見的有：腦脹頭重、臉頰發燙、冒汗、焦慮、失眠、疲勞、暈眩、心悸……等，一旦焦躁或失眠的情形嚴重，那還有可能同時併發憂鬱症、躁鬱症。

Hey! 女生悄悄話

人人都有更年期症候群嗎？

如今，越來越多的女性，從35歲左右就開始擔心自己「會不會患了更年期綜合征……」。其實，月經仍然每月準時來訪的話，就說明還未到更年期，如果月經不規律，有可能是其他原因造成，建議去醫院檢查一下。

更年期症候群並非所有人都會遇到，有些人情況並不會很嚴重，而也有人嚴重到必須接受治療的程度，亦有人完全沒有出現任何症狀，在不知不覺中，就結束了更年期。

典型的更年期症候群

更年期的女性，由於雌性激素分泌減少，加上其它原因的影響，身體和精神都會發生不少變化，有時候會出現各種不適症，我們稱這些不適的症狀為更年期綜合症，也就是更年期症候群；下面就介紹一下它的典型症狀及解決方法。

身體上的典型症狀

➲ **臉頰發燙**

不管季節、氣溫如何，臉頰都會泛潮紅。

➲ **易出汗**

不管季節、氣溫如何，都大量出汗，甚至發燙。

➲ **身體冰冷**

自主神經失衡，造成血液循環不良，引起體溫冰冷。

➲ **心悸、氣喘**

心臟突然急速跳動，或者覺得快要窒息。

➲ **失眠**

從前很容易入睡，如今卻很難睡一個好覺。

➲ **肩痛、腰痛、四肢疼痛**

隨著身體血液循環越來越差，體內雌激素分泌減少，會造成骨骼老化，引起肩痛、腰痛和四肢疼痛。

➲ **眩暈**

某些時刻會感覺到像地震般那樣的眩暈。

➲ **易疲勞**

由於體內激素分泌失調，易疲倦，甚至感到煩躁。

精神上的典型症狀

➲易怒、心煩

因為旁人不經意的一句話語，或芝麻綠豆大的小事，就莫名其妙地感到情緒波動起伏，難以控制自己。

➲不安、抑鬱

時常對今後的人生感到恐懼、不安全感，再加上更年期不適症狀，就會感覺到痛苦，甚至患上抑鬱症。

更年期綜合症自我檢查

呈上頁，10項常見更年期症狀之中，妳一共中了幾項？每個症狀由1~5分，1分最輕，5分最重，視症狀程度強弱幫自己打分數，看看妳得到幾分，便代表妳的更年期情況如何。

分數	應對策略
0～25分	更年期生活快樂，沒有太多不適應。請繼續維持良好的生活作息，就能夠順利的度過更年期大關卡。
26～50分	維持合理飲食和適量運動，凡事別逞強。身心上若出現任何不舒服，學著與親近的親朋好友求助。
51～65分	最好定期至婦科接受檢查，聽從醫生的指導和治療。將討人厭的更年期症候群，緩解到不構成困擾的程度。
66～80分	更年期的身心不快達到擾人的地步，恐怕不再是靠自己調適便能夠解決，建議必須接受長期有計劃的藥物治療。
81～100分	請接受各科的全面檢查，若只是更年期症候群，建議到婦科檢查，遵照醫生的處方做治療。

更年期症候群見招拆招

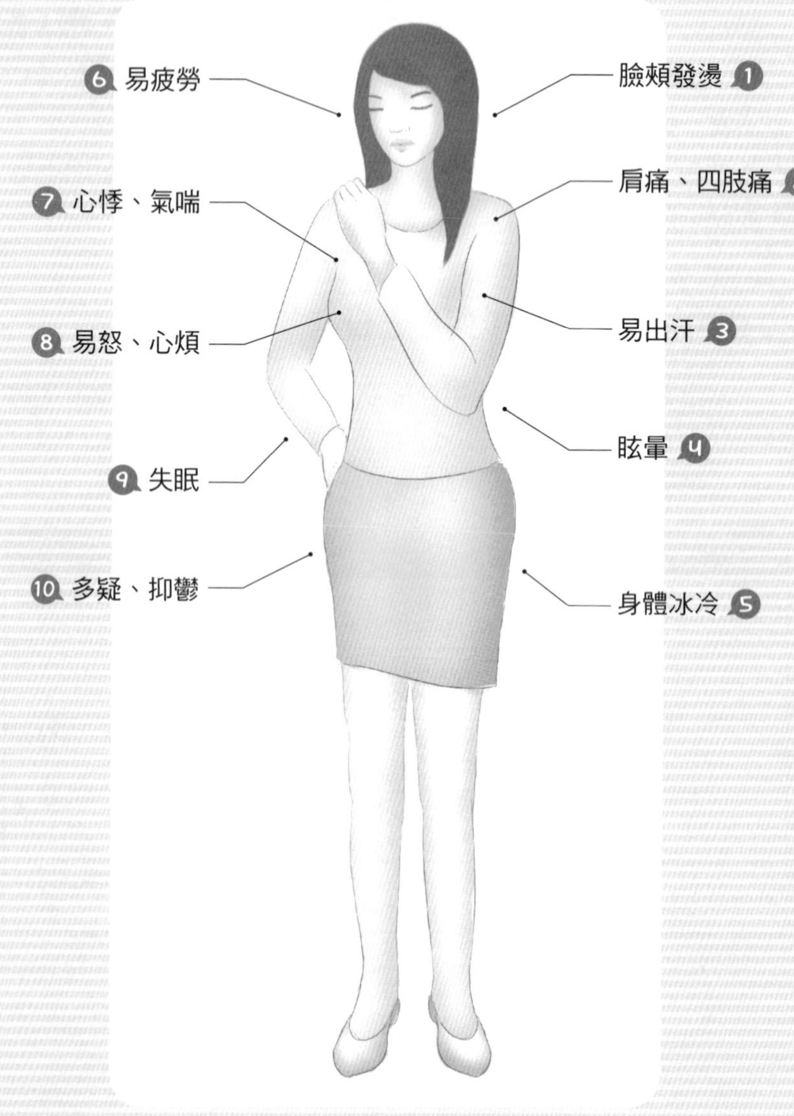

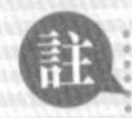

1. 多多吃豆腐、豆芽、豆漿等豆類製品，搭配服用適量「大豆異黃酮」補充雌性激素。
2. 切勿長期保持相同姿勢，平時嘗試改變動作的方向，試試「反向」運動舒展筋骨。
3. 忌辛辣，常食用滋陰生津的清涼蔬果，如西瓜、梨、絲瓜、白木耳……等。
4. 維持適量運動，保持心情舒暢，如果有必要，建議到醫院的耳鼻喉科找醫生檢查一下。
5. 好好泡個溫水澡，攝取能夠帶來溫暖的食物，窩進棉被，或多穿幾件，盡量讓身體暖和起來。
6. 保持規律的起居習慣，注意休息時數，學會釋放壓力。
7. 通過閱讀、聽音樂、散步等方式緩解緊張的情緒，症狀嚴重時可前往醫院治療。
8. 最好能多找親近的朋友聊聊天，或者是逛街、購物、消遣，設法轉換自己的心境。
9. 建議在睡覺前輕微做幾下伸展操，或者泡個熱水澡，想辦法慢慢放鬆下來。
10. 身體和內心出現任何難以言喻的不安或者抑鬱的傾向時，一定要及早諮詢醫生。

Hey! 女生悄悄話

孩子如何協助媽媽度過更年期？

患上更年期症候群後，就算症狀已多麼明顯，有部分女性仍然會選擇忍耐，甚至獨自承受到患上抑鬱症。

所以，假設媽媽狀態看起來不是太好，缺乏元氣，建議貼心的孩子們主動幫她分擔一些家務事，例如：打掃環境、洗洗碗、晾晾衣服等。千萬不要責備她的情緒，更別造成她內心的不安感，相反，應該集合全家人的力量，一起支持她，陪伴她安安穩穩、順順利利地度過更年期。

更年期的「身體保衛戰」

在更年期當中，經常會遇到各種不明原因的症狀，哪怕是身體上的症狀，可能在檢查時也找不到一個明確原因。不過，如果這類症狀太嚴重，且影響到了日常生活，就有必要去進行治療，以減緩身心上的痛苦。

1. 最直接的療法：補充激素

激素補充療法不僅可以緩解臉頰潮紅、冒汗、心悸等等常見的更年期症狀，還能改善焦慮或憂鬱情緒，甚至能夠防止體內鈣質流失，預防女性在月經停止後易患的骨質疏鬆症；不僅如此，此種治療方式還能改善皮膚乾燥，讓人恢復年輕狀態。

激素補充法的禁忌人群

1. 子宮癌、乳癌、卵巢癌
2. 血栓病、栓塞病
3. 心肌梗塞、中風者
4. 肝功能障礙、腎功能障礙
5. 原因不明的異常出血
6. 疑似懷孕者或處於哺乳期
7. 其他重大疾病

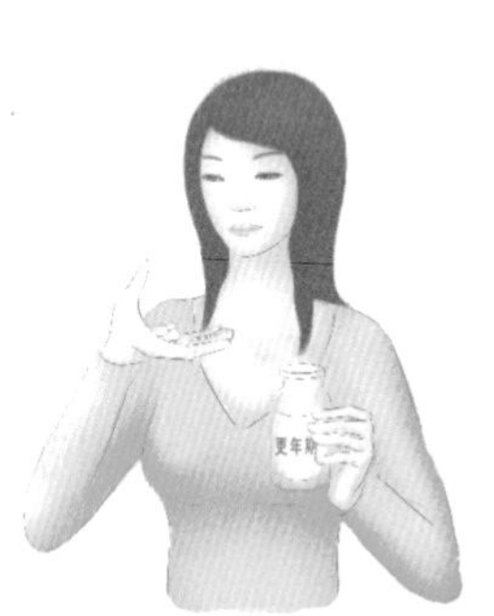

2. 輕度症狀的療法：中藥

若症狀沒有嚴重到必須採用激素療法，或者身體患有特殊疾病，無法進行激素補充，那麼可以透過中藥改善病症。

此外，中藥與激素同時進行也是一種方式，或者將中藥作為激素補充法的輔助。

3. 治療抑鬱症：抗抑鬱劑、心靈輔導

如果焦慮、不安，或者躁鬱等情緒比較嚴重，醫生評估過後，有時會進行抗抑鬱劑治療，或憑藉心理輔導收到明顯成效。大醫院的內科、婦科都可以開抗抑鬱劑的處方，心靈輔導則通常掛精神科，或者洽詢心理診所。

Hey! 女生悄悄話

輕度的更年期症狀如何改善？

症狀輕時，除了採用中藥療法，運動亦深具一定療效。患者可以選擇自己喜歡的運動項目，例如散步、慢跑、游泳；再結合醫生的建議，找到最適合病情的相關運動。

此外，通過補給身體的營養素，例如：能夠促進血液循環的「維生素E」，能幫助輕度症狀的緩解。

三高纏身的更年期

女性進入更年期後，由於體內雌性激素分泌量的減少，高血壓、高脂血症、糖尿病的發病率便會大大倍增，因此女人一旦進入更年期後，就更應該提高警惕，養成健康的生活習慣，合理飲食、適量運動，珍愛健康，遠離三高。

1. 對抗高血壓

身體內的雌性激素一旦減少分泌，壞的膽固醇就會增加，促使血管變硬並提前老化，所以，如果遇到頭痛、肩膀僵硬等等症狀，就需要考慮是否因血壓增高而引起。此外，要預防高血壓，每日多食用富含膳食纖維的蔬果，營養攝取均衡，並減少鹽的攝入，亦可利用蔥、薑、蒜等佐料來提味。

2. 防治高脂血症

肥胖是導致高脂血症發作的主要原因之一，要預防高脂血症就不能過於肥胖。若你是目前已經過於肥胖的人，就請努力減重吧。每天儘量多吃魚、豆腐、蔬菜，選用含脂肪量少的食材，烹調方式也以少鹽、少油為原則，切忌暴飲暴食。

3. 打擊糖尿病

體內胰島素如果分泌不足，會讓血液中的糖分突然增高，基本上沒有什麼明顯症狀，通常是出現併發症時才忽然顯現。所以，不妨利用每年健康檢查的好時機，定期測量血糖值。

Hey! 女生悄悄話

更年期還有性生活嗎？

身體內雌激素的減少，經常會影響到性欲，使它慢慢地減退，此外，分泌物的消失、外陰部和陰道的萎縮，亦很容易引起所謂的性交疼痛，於是在這個時期中，很多女性就會不願意再有性行為。

不過，如果撇開這些原因不談，更年期中基本上還是可以進行性生活，即使只是肌膚相親，也仍然是種愛情的表現。此一時期，不妨多和伴侶交流、溝通，彼此分擔煩惱。

把更年期當作新起點

女人倘若一直處於無邊無際的擔憂與苦惱當中，那更年期症候群的各種症狀就容易進一步惡化。

不如換個角度去思考人生課題：孩子們長大成人後，離開家庭開始獨立生活，這意味著自己從忙碌的主婦生活中獲得了解脫，未來裡會有更多屬於自己的時間，以為寂寞的這段時日，瞬間變成了能夠開心做自己的自由時期。

由此可見，更年期其實是女性人生的新起點，不妨試著先拋棄消極的想法，更積極地活出自我！

拒絕人老珠黃，加倍呵護肌膚

進入更年期，雌性激素已減少，再加上紫外線和乾燥空氣的迫害，消耗了皮膚裡頭的彈力蛋白、膠原蛋白，肌膚會慢慢失去彈性和光澤，逐漸產生一條條皺紋。

對於上了年紀的女人們而言，黑斑或皺紋實在防不勝防，然而，如果願意勤勞預防紫外線的照射，積極做好皮膚的相關保濕工作，在一定程度上，仍然可以延緩老態的出現。

黑斑一旦形成後，要消除它就是高難度的任務，因此須防患於未然，外出時不妨擦上防曬乳液，戴上一頂帽子、撐把太陽傘，都能有效地達到防曬效果。

在飲食上，若能多多攝取富含維生素C的食物，將有助於養顏美容；此外，時常按摩臉部可促進皮膚的新陳代謝，只不過如果用力過度，不僅無法預防皺紋出現，反而會招致相反結果，因此在力道上須多加拿捏。

心靈垃圾疏通劑，大步邁向新起點

出外好心情

長期悶在室內，自然易感到抑鬱，不妨經常出去走走，無論是逛街購物，還是親近大自然，規劃遠程旅行也可以，曬曬太陽，情緒自然不負面。

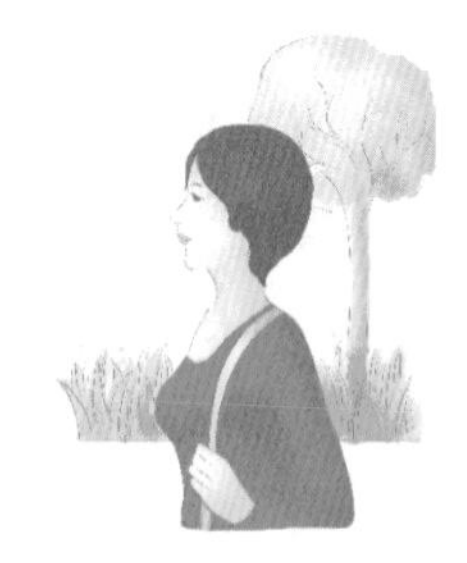

尋找興趣嗜好

當擁有更多屬於自己的時間，就可以做更多取悅自己的事，找到自己的生活愛好，完全投入進去時，就會忘卻一些煩惱，借此轉換心情，解除壓力。

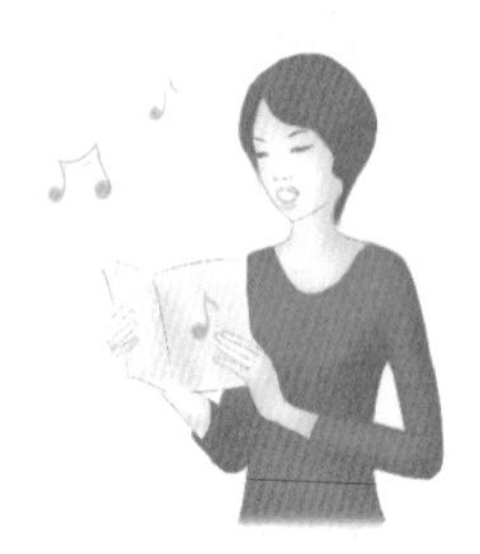

與朋友談談心

如果陷入悲觀的情緒，或者突然覺得孤獨，別將自己關起來，與朋友們閒話家常，尤其是同樣正面對更年期大關的女性好友，彼此心有戚戚焉，對於妳的困難更具同理心，透過傾吐，讓情緒得到抒發。

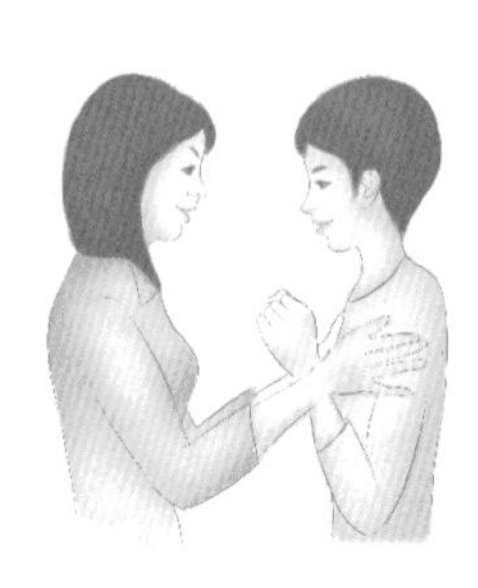

至少從事一項運動

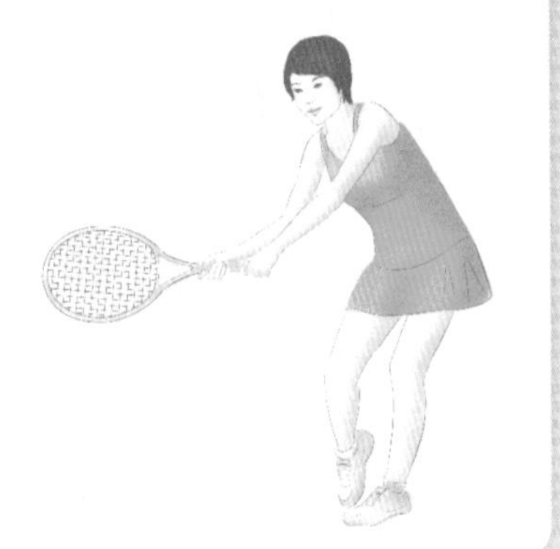

適當的運動不僅可以鍛煉身體、促進睡眠，還能緩解壓力，不妨選擇一個自己喜歡的運動，順道認識同領域的愛好者，拓展生活圈，網球、羽球都是好選擇。

妝扮自己

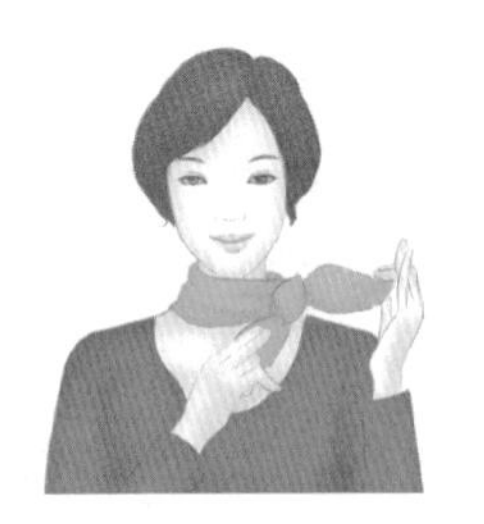

穿件美美的衣服，畫上素雅的妝容，好好地打扮自己，偶而去做個美容SPA也是個不錯的行程，自信不減分。

定期接受身體檢查

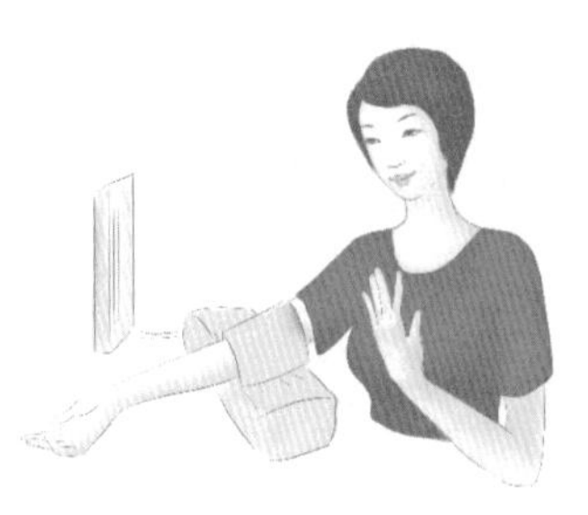

更年期是各種婦科疾病和生活習慣病的高發時期，每年勢必都要定期到醫院做檢查，特別是當身體出現嚴重不適時。有健康才能享有美好的人生，不管到什麼年紀，都請別輕易放棄身體保健。

附錄.2

月經自我檢測！

妳的健康小紅最懂

女生如果始終搞不清楚自己的身體狀況，那麼問問妳的「好朋友」月經吧！其實依循固定週期來訪的月經，能夠反映不為人知的健康情形，妳可以根據自己的月經狀態，從週期、顏色、質地、氣味、分泌量做分析，再結合自身的健康狀況，就可以判斷整體的氣血水平了。許多婦科疾病的前期病症都是表現在月經上，聰明的女性們，不妨在每個月的生理期進行一次「月經自我檢測」！

健康月經瞧一瞧

月經週期

1. 週期的長短因人略有差異，理想狀況下，月經平均約每28天造訪一次，但其實只有15%女性的週期是這樣。
2. 一般來說，如果月經週期穩定，每21～40天來一次，也就是慣性提前或延遲7～10天，只要具有規律性都可視為正常。

月經期

1. 正常的月經來了之後，從第1天算起，通常會持續3～7天，不過有些人會比較長，有些人比較短，因人而異。
2. 月經持續長達8天以上，並且淋漓流不完，則屬於不正常的出血量，最好向婦科醫師洽詢看看，或是直接做檢查。

3 經期若異常短，只有出現1～2天，亦屬於不正常，背後可能埋藏著嚴重的不孕症危機，月經期短請千萬不可以得過且過，需即刻就醫問診。

經血量

1 根據醫學認定，每次月經週期流失80c.c.以內的經血，算是最標準的血量，但若要實際準確測量卻不可能辦到，因此，女性朋友們通常會藉由衛生棉等衛生用品的使用狀況，以及自身的生理反應來下判斷。

2 女性一次的經血量，正常平均每天換3～5次衛生棉。

3 首日血量不多，從第2～3日起便開始增多，接著逐漸減少，直到流乾為止。

4 倘若經血過多，剛剛換過衛生棉迅速又濕透，則不大正常。

5 月經點滴即止，甚至是一整天下來都不用更換衛生棉，同樣不能算是正常。

經血顏色

1 正常經血不凝固，顏色呈暗紅色。

2 經血除了血液，還有內膜脫落的碎片、子宮頸分泌的黏液、陰道上皮細胞等等。

3 如果經血稀薄如水，屬於不正常現象。

4 粉紅色或紫黑色的月經，皆是異常的顏色。

5 若經血完全呈凝血塊，代表婦科出了狀況。

常見的月經異常

	正常	異常	相關病症
月經週期	28～35天	不規律；時而天數多，時而天數少	月經不調、卵巢功能障礙、高泌乳激素血症、排卵障礙
月經期	3～7天	長達8天以上，流不完；或者僅僅1、2天	經期長：子宮肌瘤、子宮內膜息肉、卵巢功能不全、無排卵月經 經期短：卵巢功能不全、異常出血
經血量	20～120c.c.（一日換3～5塊衛生棉）	月經量過多，或是點滴即止	經血多：子宮內膜癌、子宮肌瘤、子宮肌腺症 經血少：無排卵月經、子宮發育不全、雌激素分泌異常
經血顏色	暗紅色	粉紅色、紫黑色	月經不調、血液循環差
經血氣味	無味或血腥味	異常難聞的氣味	外陰炎症
經血質地	不凝固	稀薄如水；或凝成血塊	血液循環不良

Chapter 3

婦科四大癌症：摧毀女人幸福的腹中大患

妳對婦科診室充滿畏懼，

出現難以啟齒的病症也獨自忍耐？

不妨試著打開心結，

抗拒、害羞的心理統統讓步，

開始身心的第一次奇妙之旅吧！

乳癌／溫柔呵護心頭肉

「我洗澡摸到乳房有硬塊，難道得了乳癌嗎？」女性們聞乳癌色變，然而相比於其他婦科癌症皆悄無聲息的特點，乳癌是可以通過自檢及時發現的，早期治療約有90%可以完全治癒，因此自檢便顯得尤為重要。

發病率第一的婦科癌症

近年來，乳癌患病人數激增，已經成為全球範圍內發病率最高的婦科癌症，而且日漸趨於年輕化，可謂是對於女性朋友們來說一大恐怖離奇的現象。

乳癌是乳房組織發展成的癌症，由於乳管及乳腺出現惡性腫瘤，其發病原因至今尚未有明確的研究成果，普遍認為是因飲食習慣或外界元素，造成人體內分泌紊亂及免疫功能下降，導致組織異常增生而誘發乳癌。

此外，遺傳因素也是重要的原因之一，通常祖先、母親或姐妹有乳癌病史的女性，患乳癌的概率要遠遠高於常人。

有婦科醫師指出，乳癌依腫瘤大小與是否轉移，共分為4期，初期患者經治療後5年，平均存活率有98%，然而到末期只剩35%，所以要及早發現，才能夠及早治療。

乳癌的發病部位

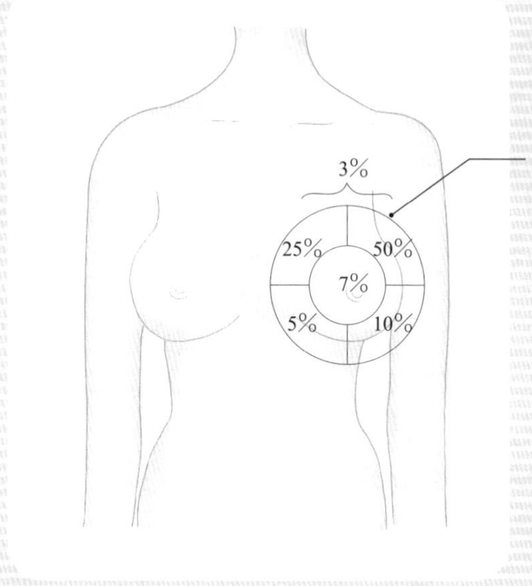

乳房有異狀多加警惕

乳房凹陷

癌細胞擴大波及至皮膚時，會導致乳房的凹陷和變形；一旦發現胸部走樣，唯恐裡面組織壞死，盡早就醫治療。

乳房變紅

顏色透紅的乳房，如果不是出現在生產後、哺乳期的女性身上，則要特別注意乳房內是否有出現病變。

乳房腫塊

腫塊通常出現在女性乳房的周圍部位，有人腋下也會形成腫塊。往往是讓不少女性發現乳癌徵兆的第一個症狀，為典型的乳房癌症初期病症。

乳頭分泌異物

懷孕後期會有乳房異常分泌物產生；或是服用某些藥物的日子裡，也會導致乳頭分泌異物。

乳房潰爛

腫瘤如果位於乳房的淺層位置，會導致皮膚的潰爛，通常潰爛將使醫生無法進行開刀手術。

背部疼痛

當乳癌的癌細胞從前胸轉移到背部之時，就會開始壓迫到人體的脊椎，進而造成背後疼痛。

乳頭發癢

若乳頭出現發癢、脫屑、結痂……等等現象，且依照濕疹治療半個月無效後，應儘快到醫院做必要的乳房檢查。

乳頭凹陷

腫瘤附近的組織假使發生纖維化，日常中牽扯的動作，會造成乳管系統的萎縮，逐漸讓乳頭凹陷。

Hey! 女生悄悄話

乳癌的高發病人群有哪些？

★患有子宮癌、卵巢癌　★母親或姐妹中有乳癌病者　★肥胖者　★嗜酒嗜煙，飲食不健康　★過三十歲以上的未婚女性　★生育年齡較大　★月經初潮早、絕經晚　★長期接觸輻射源　★未曾生育和哺乳的女性

乳癌預防法寶：自檢&醫檢

乳房自檢

20歲後，固定在每次月經結束一週之後，進行乳房自我檢查。若發現任何異於常態的狀況，必須於第一時間前往醫院做乳房的檢查。

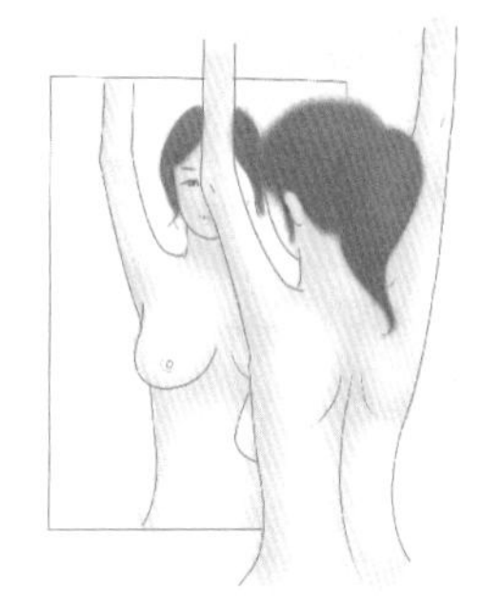

乳房醫檢

30歲後，最好定期與醫師約時間，到醫院進行乳房檢查。為了防止乳癌的症狀不明顯，無法透過自我檢查及早察覺，此一步驟是乳房保健中絕對不能省略的。

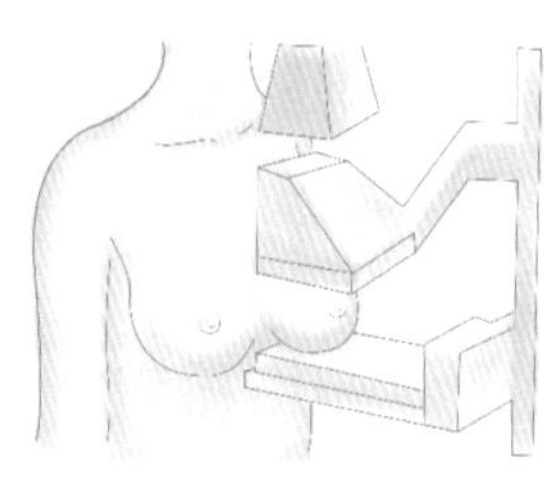

熟悉乳癌的醫檢流程

醫檢項目並非越多越好、越昂貴越有效，而是應先和醫療機構的人員溝通，以最經濟的方式，做到最有效率的檢查，以避免盲目醫檢的狀況產生，一般而言，通常乳癌的基本醫檢流程如下：

1. 問診

確認症狀及本人、家族的病史，掌握病情。

2. 視診．觸診

檢查乳房和腋下有無凹陷、變形、腫塊。

3. X光檢查．超音波檢查

乳房專用X線照相術，是用兩塊板子將乳房夾成平狀，採用X光攝影來進行檢查；而一般來說乳腺發達的年輕乳房，使用超音波檢查腫瘤更容易發現。

4. 細胞學檢查

發現腫塊後，以注射器的針刺入腫瘤吸取細胞，檢查細胞是良性還是惡性。乳頭有分泌物時，亦要抽驗其分泌物。

5. 活體組織檢查

在細胞學檢查無法判斷良性、惡性的情況下，要採集腫瘤組織進行觀察並做出診斷。

6. MRI檢查．CT檢查

通過詳細的畫像診斷，確定腫瘤的位置與範圍。

按部就班治療乳癌

<table>
<tr><th></th><th>狀態</th><th>療法</th></tr>
<tr><td>0期</td><td>癌細胞只限於乳管或小葉等病變部位。</td><td>乳房溫存術→放射線療法；或乳房切除術。</td></tr>
<tr><td>I期</td><td>腫塊小於2公分，尚未向腋窩淋巴結轉移。</td><td rowspan="4">I期-III（a期）：
手術前進行化學療法。根據腫塊大小採取乳房溫存術→放射線療法或乳房切除術。</td></tr>
<tr><td rowspan="2">II期</td><td>a期：
腫塊小於2公分，向腋窩淋巴結轉移，或腫塊小於2公分，沒轉移。</td></tr>
<tr><td>b期：
腫塊2.1～5公分，且向腋窩淋巴結轉移。</td></tr>
<tr><td rowspan="3">III期</td><td>a期：
腫塊小於2公分，且向腋窩淋巴結轉移、固定在其周圍組織，或沒轉移但胸骨內側淋巴結腫脹，或腫塊大於5.1公分，發生轉移。</td></tr>
<tr><td>b期：
腫塊固定在胸壁或皮膚浮腫、糜爛。</td><td rowspan="2">III（b、c期）：
原則上來說要採取藥物療法和放射線療法。有時會採取手術前藥物療法→手術→手術後輔助療法的方法。</td></tr>
<tr><td>c期：
腫塊向腋窩淋巴結和胸骨內側淋巴結轉移，或向鎖骨上方及下方淋巴結轉移。</td></tr>
<tr><td>IV期</td><td>向其他臟器轉移。</td><td>主要採取藥物療法，根據病患情況採取放射性治療與手術治療。</td></tr>
</table>

乳癌的西醫療法

西醫採取將「手術療法」、「放射療法」和「藥物療法」三種療法相結合的綜合醫治方式，對乳癌進行治療。

首先，通過手術將腫瘤切除，並且於術後通過藥物療法、放射療法使小的癌細胞不再繁殖，此一步驟也頗重要。

手術療法

手術療法主要分為「乳房切除術」和「乳房溫存術」兩種。

最近，如果想要進行乳房重建，經常採取「皮下乳腺全摘除術」。

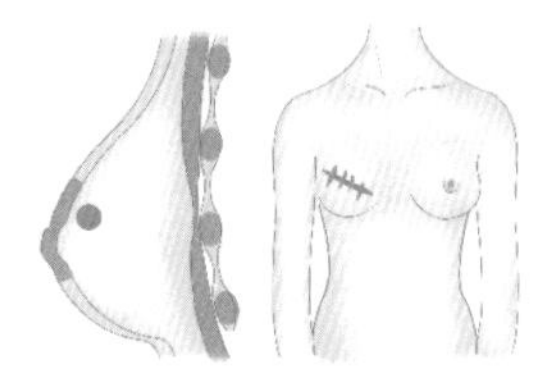

放射療法

放射療法是用放射線照射癌組織，以達到殺滅癌細胞的一種治療方法。若與「乳房溫存術」相結合可抑制手術後乳腺癌的復發。

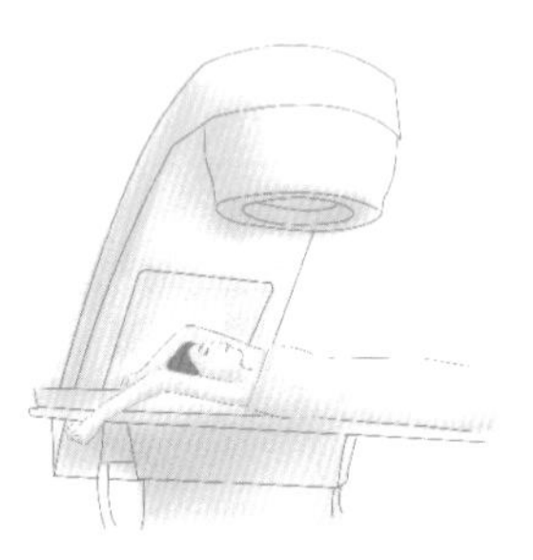

藥物療法

藥物療法，包括使用激素、抗癌藥劑、分子靶向藥物三種。主要用於抑制手術之後可能殘留在體內的微小癌細胞的繁殖，這是一種輔助療法。

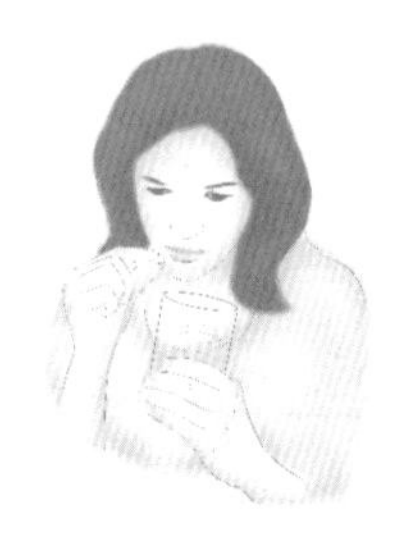

乳癌的中醫療法

中醫認為，乳癌是正氣虧損、外邪侵襲、思緒憂鬱、先天體質不佳或飲食失調等等多種原因造成，可透過「飲食」、「中藥」及「按摩」，對乳癌進行預防和調理。

飲食療法

乳癌患者在治療期間，適宜食用以下幾類食物：抗感染的食物，例如鯽魚、茄子、白果、葡萄等等；消水腫的食物，例如薏仁、絲瓜、紅豆、海帶等等；止痛的食物，例如橘子、柿子等等。

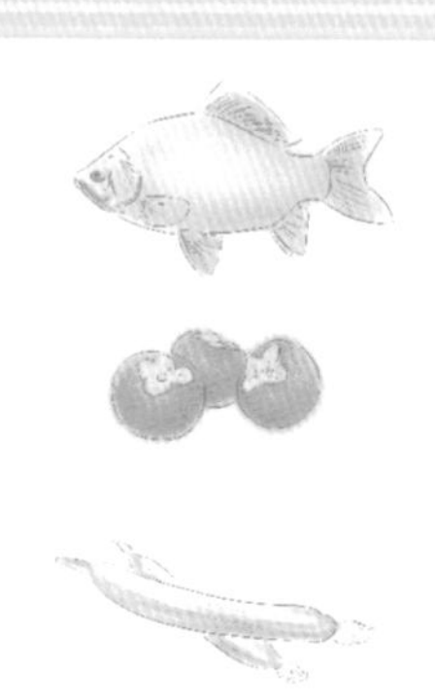

中藥療法

肝鬱氣滯型乳癌，可以服用「加味逍遙散」，逍遙散具有養血化瘀功效，瓜蔞、夏枯草、白芷能軟堅化結，而山慈菇可抗癌。

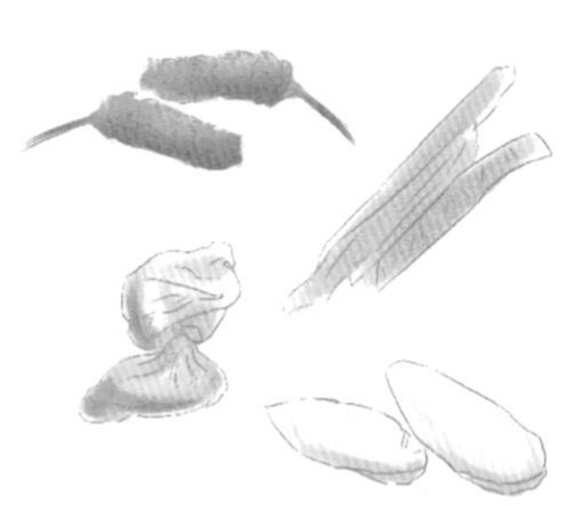

按摩療法

腳底分佈著人體各組織器官的反射區，日常生活中可通過按摩腳底對身體進行有效地刺激，不僅預防乳癌，對於其他疾患也效果顯著。

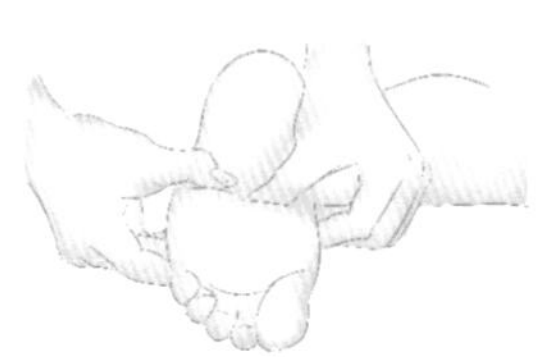

乳癌的術後健康操

手術後的保健，從開刀當日活動手指、屈肘等簡單的運動開始，3天之後要更積極地運用手術側的手，進行洗臉、刷牙、換衣服、使用筷子等日常行為，使其能夠自然地活動。在經過大約5～7天後，開始進行正規的醫療指導。在這裡便介紹一下簡單的術後保健操：

1. 抬肩運動

將兩手心相對，置於胸前，一邊吸氣、一邊上舉，然後一邊吐氣、一邊回歸原位。

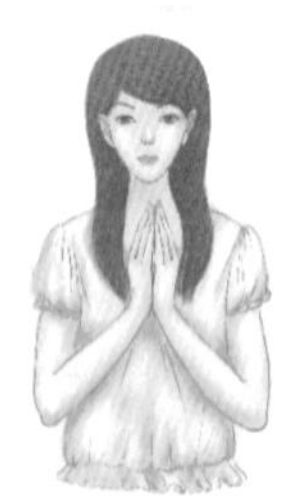

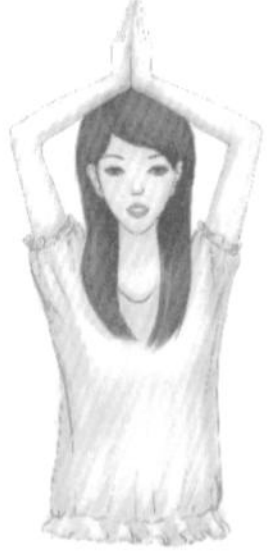

2. 背部抓癢運動

兩手在後背部交叉，滑動手背，深深吸氣，同時向上滑動，然後在呼氣中回歸原位。

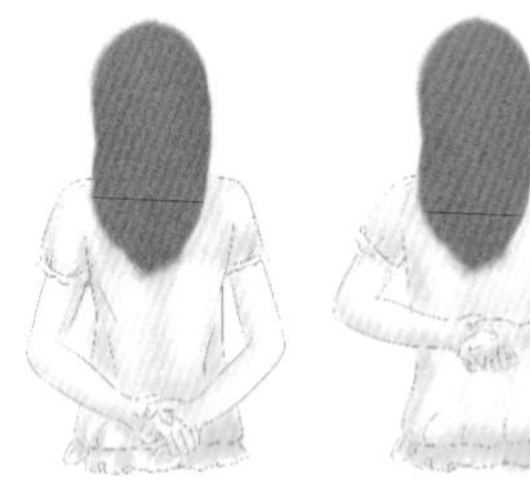

3. 爬牆運動

面牆壁站立，將未接受手術的手臂高舉起，在指尖可以碰到的位置做個印記。以此為目標，將患側手臂逐漸向上伸展。

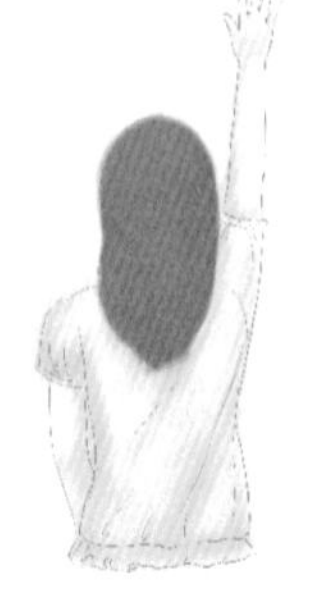

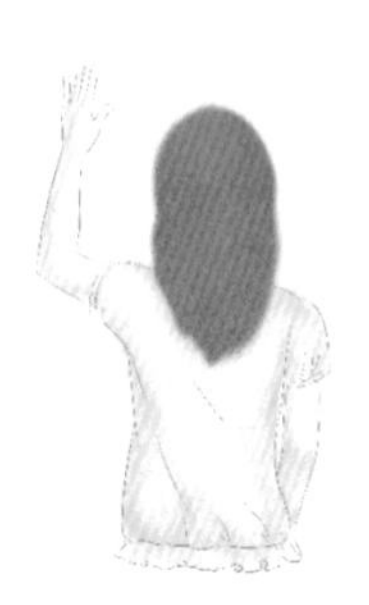

子宮頸癌／潔身自愛不凋零

在全部的子宮癌症中，子宮頸癌的發病率就占據60～70%，屬於女性高發癌症；它是發生在子宮頸口附近的扁平上皮細胞癌，主要是因為靠近陰道側的子宮頸黏膜，病變為癌細胞而導致的。

性愛變成致命殺手

根據報告指出，一位女性若終身有3位以上的男性伴侶，有較高的風險得到子宮頸癌；而妳的男伴若有過10個以上的女性伴侶，妳罹癌的機率更顯著增加。

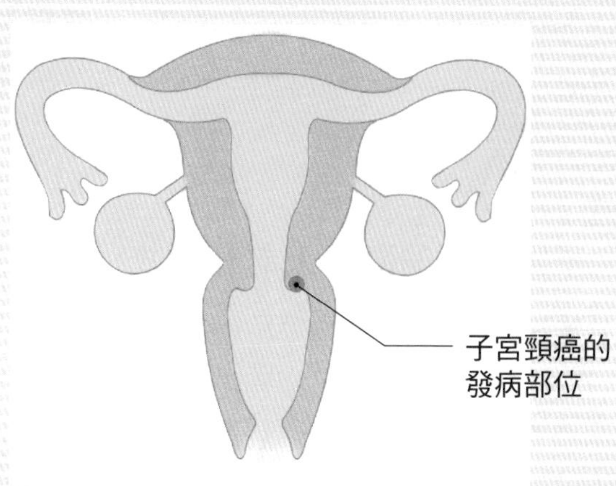

醫學界至今仍不清楚子宮頸癌的病因，僅發現它是由於「人類乳突病毒」感染引起的。

一般認為，在男性生殖器的分泌物中，含有此種病毒，會通過性行為傳染給女性。所以，性行為比較早，或性伴侶較多，或懷孕、生育次數比較多的人，都更容易罹患子宮頸癌。

此外，其實只要有過性行為，就算年齡不大，仍然有罹患子宮頸癌的可能性。但是，即使感染了人類乳突病毒，也並非百分之百會轉變為癌，通常認為是加上患者免疫力低下及抽煙等等原因共同導致。

初期難察覺，定期體檢不可少

在子宮頸癌的初期，患者幾乎沒有什麼明顯的症狀，最先能夠發現的不尋常，就是不正常的出血和白帶異常。

此外，如果在性行為後出血，其實也是子宮頸癌的症狀之一。有時候，月經的持續時間會變長，如果癌細胞繼續生長繁殖，患者就會出現下腹疼痛和腰痛，或者不容易排尿，甚至可能出現排血尿、血便的情形。

一般能察覺到明顯症狀時，癌細胞已經擴散了，所以要堅持定期體檢，才能及早發現病情；如果年齡在30歲以上，最好每年進行子宮頸抹片的篩檢。

Hey! 女生悄悄話

子宮頸癌的高發人群有哪些？

★性伴侶或丈夫有包皮垢　★性伴侶很多

★性經驗較早　★懷孕、生育經驗多

★子宮頸糜爛或曾經發生裂傷

熟悉子宮頸癌的醫檢流程

1. 問診

透過醫師面對面詢問病患，內容包含月經週期、妊娠、生育的經驗和症狀等，初步掌握病人狀況。

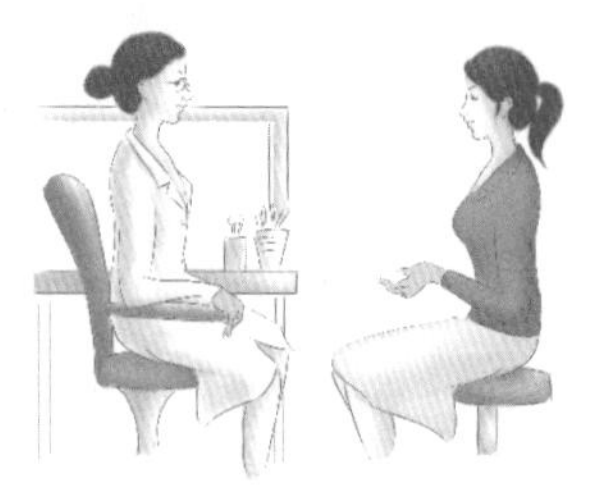

2. 內診

通過觸診或視診，來檢查陰道內和子宮內有無異常的狀況，通常可初步看出有哪些明顯病症。

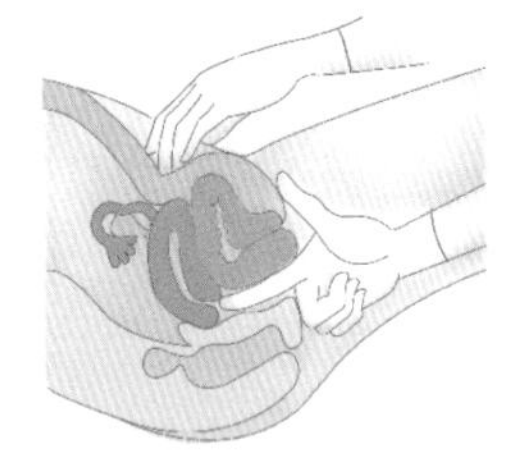

3. 細胞學檢查

用棉棒或刮刀之類的物體採集細胞，在顯微鏡下檢查有無異常，並進行等級分類；這是一種很簡單的方法，沒有疼痛感。

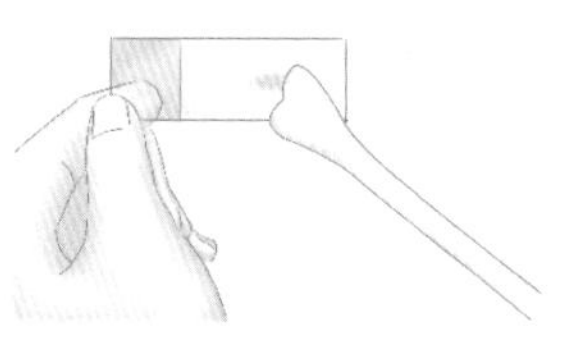

4. 腟鏡診

一旦發現有異常細胞時，用陰道放大鏡觀察子宮頸部的表面，更加仔細地檢驗；檢查過程中不會有疼痛感，即使出血也能立即止住。

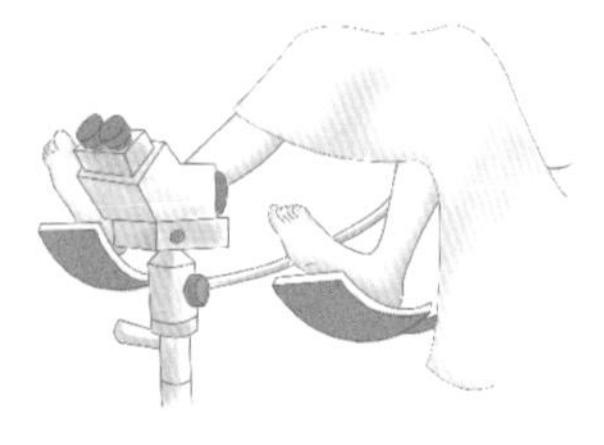

5. 活體組織檢查

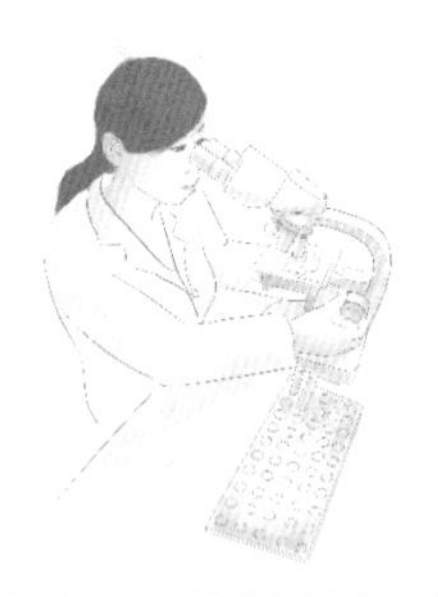

若陰道鏡檢查發現異常部位，由此採集小塊病變組織，在顯微鏡下進行檢查，好得知癌的程度和類型。

6. MRI檢查．CT檢查

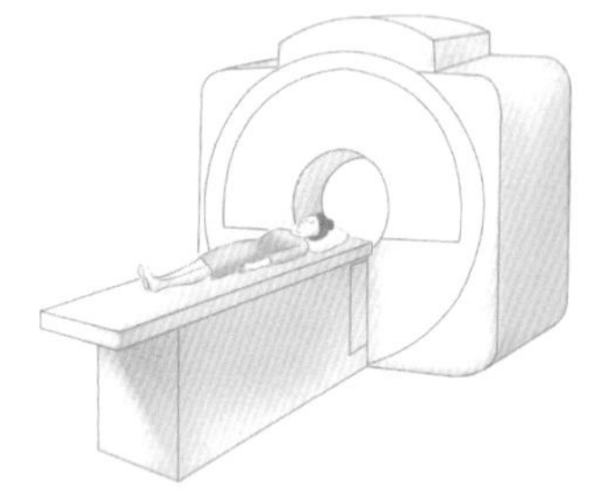

透過更精密的醫學儀器，來全面檢查看看癌細胞是否已經擴散到其他臟器或淋巴結。

不同病期的子宮頸癌

0 期

狀態：子宮頸的表面細胞，開始病變為癌細胞。

症狀：有些時候白帶會分泌很多，造成女性的潮濕不適感，並且出現異於常態的形體、氣味、顏色等等。。

療法：將子宮入口部分以圓錐形的方式進行切除。

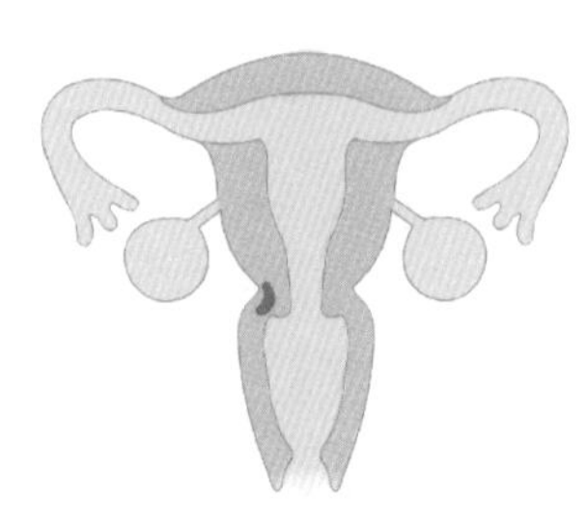

I 期

狀態：**a期**癌細胞擴散到黏膜深處，深度在5公分以下；**b期**癌細胞擴散到黏膜深處，範圍仍在子宮頸。

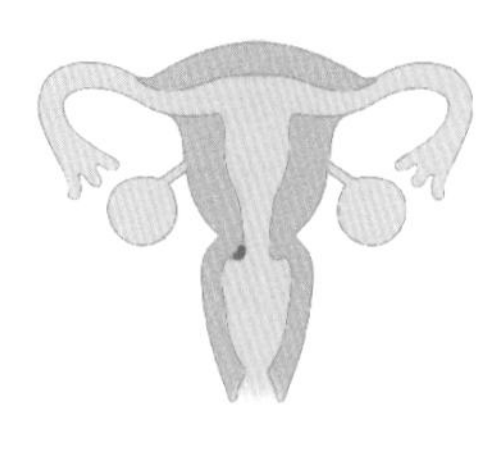

症狀：茶褐色的白帶變多，性行為或排尿時可能會出血。

療法：在**a期**初期可以與第0期一樣治療，或者直接摘除子宮。從**a期**後期開始，必須摘除子宮、卵巢、輸卵管和周邊的組織及淋巴結，手術後也要根據病情進行放射線療法。

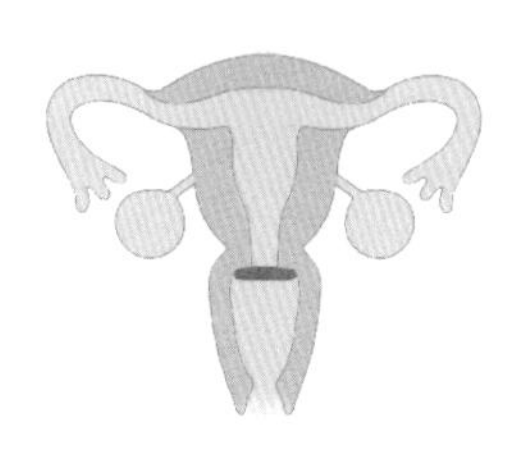

II 期

狀態：**a期**癌細胞擴散到陰道的上半部；**b期**癌細胞擴散到子宮附近。

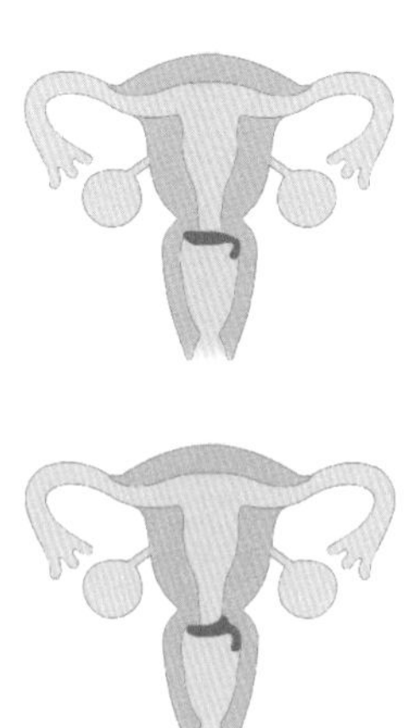

症狀：茶褐色的白帶持續變多，性行為或排尿時會出血。

療法：必須摘除子宮和卵巢、輸卵管，以及周圍組織和淋巴結，有時甚至需要切除陰道壁。手術後也要根據情況進行放射線療法。

III期

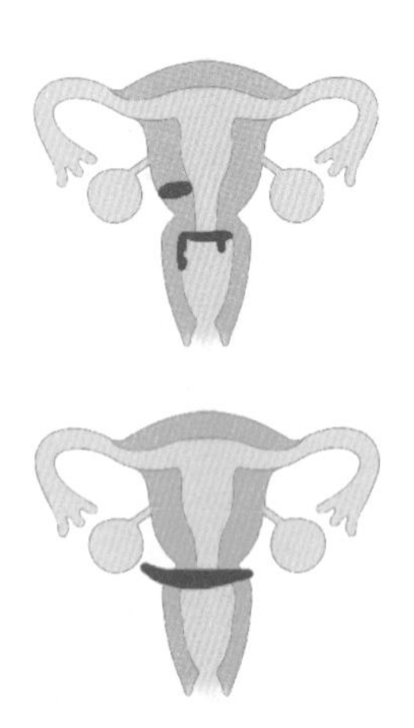

狀態：**a期**此時癌細胞已擴散到陰道下半部的1／3處；**b期**癌細胞甚至漸漸擴散到骨盆壁上。

症狀：有時下腹疼痛；由於骨盆壁裡的神經受壓迫，有時會腳痛或者腰痛。

療法：此時已經很難進行手術治療，只能進行放射線療法，而有時候也同時採用化學療法。

IV期

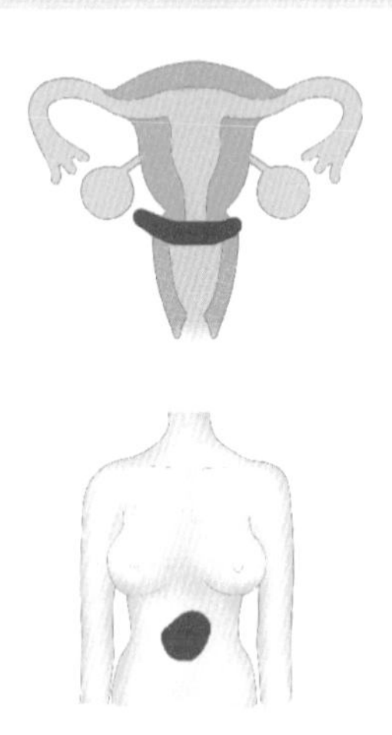

狀態：**a期**癌細胞擴散到膀胱和直腸黏膜；**b期**癌細胞擴散到全身。

症狀：當癌細胞擴散到膀胱與直腸，可能出現血尿和血便，身體也會較以往變得更為虛弱無力。

療法：已經無法手術治療，只能同時使用放射線療法和化學療法。

子宮內膜癌／控制體重好孕氣

子宮癌分為兩種：一是子宮頸癌，二是子宮內膜癌，子宮內膜癌就是子宮內膜細胞病變為惡性腫瘤，在所有子宮相關癌症中，這類病例占30～40％，而最近數年以來，此類患者人數有逐年增加的趨勢。

子宮內膜細胞病變為惡性腫瘤

一般來說，只要子宮內膜在生理期正常剝落，就算是細胞本身異常，發展成為癌症的概率也很小。但是，如果排卵不規律，或者在斷經後不再來月經，細胞朝惡性方向病變，就很有可能停留在子宮中，增加子宮內膜癌的發生率。

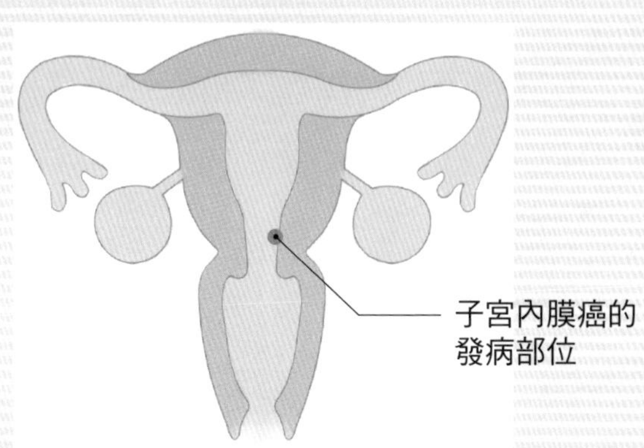

突然出血，突然停止

這種疾病患者幾乎都會出現一個症狀，那就是不正常出血，並且是毫無前兆地突然持續性出血，然後又嘎然中止，如果這般異於平時的出血症狀一直出現，最好儘快去醫院檢查。

此外，除了前述的出血徵狀，有時候患者的白帶會變成膿狀，甚至會發出一股惡臭味，還可能會出現排尿疼痛、排尿困難、性交疼痛、下腹疼痛等其它症狀。

40歲後的子宮內膜癌篩檢

目前，在一些公司單位為職工提供的免費體檢中，也已經有包括對子宮癌篩檢的項目，只不過通常都是只有以子宮頸癌為檢驗對象的選項。

所以，年齡在40歲以上的人，最好同時進行子宮內膜癌的篩檢，只要能夠定期接受檢查，就能及早發現病變。

如果患者有不正常的出血現象，務必要儘快去醫院的婦產科進行檢查，特別是在更年期內的出血，通常會被誤認為是月經不調，從而錯失及早發現病情的良機，需要尤其留心。

Hey! 女生悄悄話

子宮內膜癌的高發人群有哪些？

★患有糖尿病和高血壓

★正接受乳癌或更年期綜合征的激素療法

★沒有生育經驗　★直系親屬中有人罹患過乳癌或者大腸癌

★絕經年齡較晚　★閉經前後　★身體肥胖

熟悉子宮內膜癌的檢查流程

問診

病患與醫師一對一洽詢，會透過詢問月經週期、妊娠、生育的經驗和症狀……等，初步掌握病人狀況。

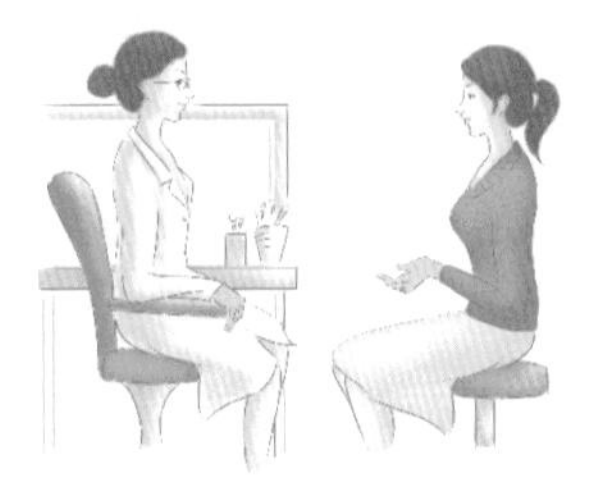

內診

通過婦科醫師的觸診或視診，來檢查看看陰道和子宮裡頭，是否有明顯的異常狀況，再做下一步的規畫。

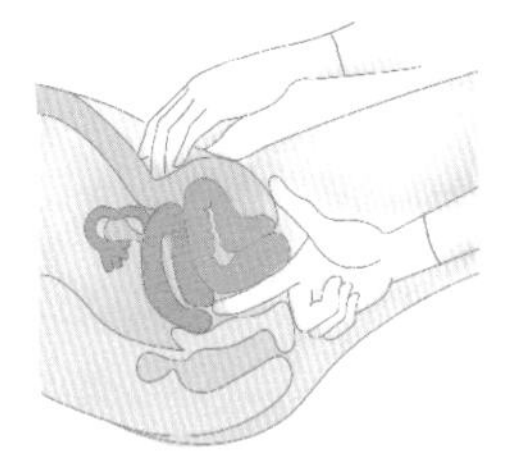

超音波檢查

將超音波器具放入陰道內來檢查子宮內部。觀察內膜的厚度，當內膜變厚時，即可認為出現了異常。同時還要檢查卵巢。

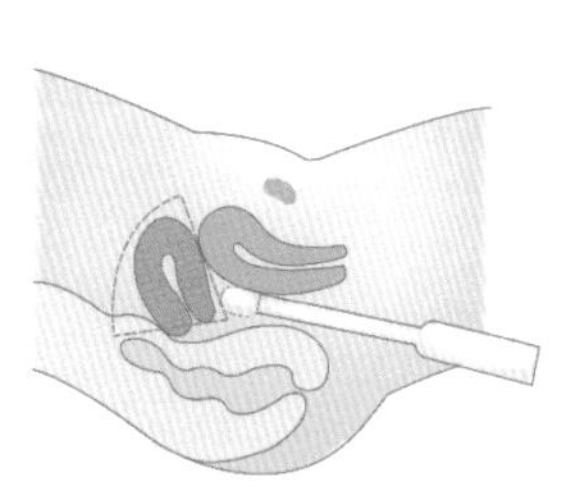

細胞學檢查

用細的軟管從陰道插入子宮內部，採集內膜細胞，然後通過顯微鏡來觀察有無癌細胞，會有稍微的疼痛感和出血狀況。

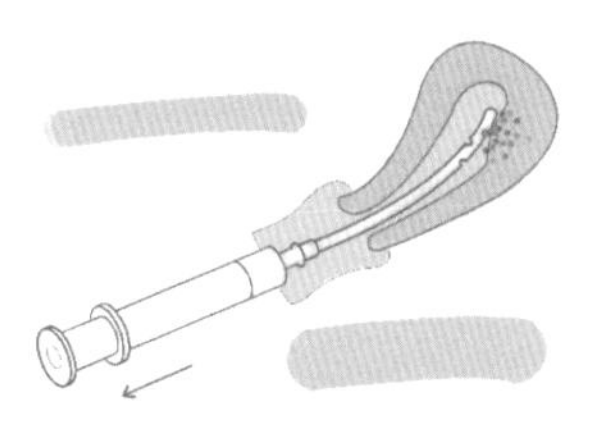

活體組織檢查

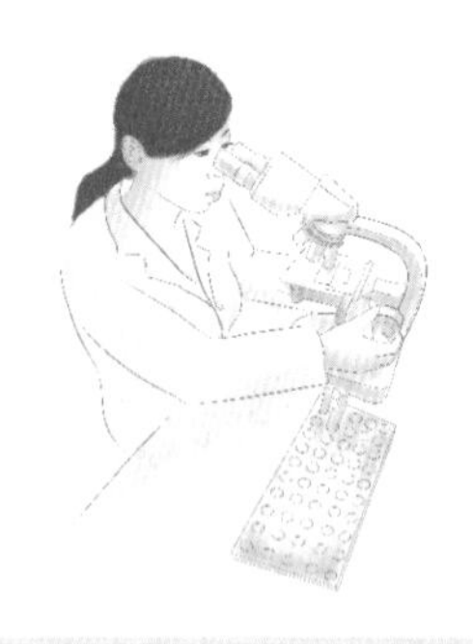

在細胞學檢查中發現疑似癌細胞時，用有如細長湯匙的器具刮取子宮內部的組織在顯微鏡下進行診斷，是判斷癌的種類的重要檢查。有很強的痛感，所以在檢查之前有時要進行麻醉。

MRI檢查・CT檢查

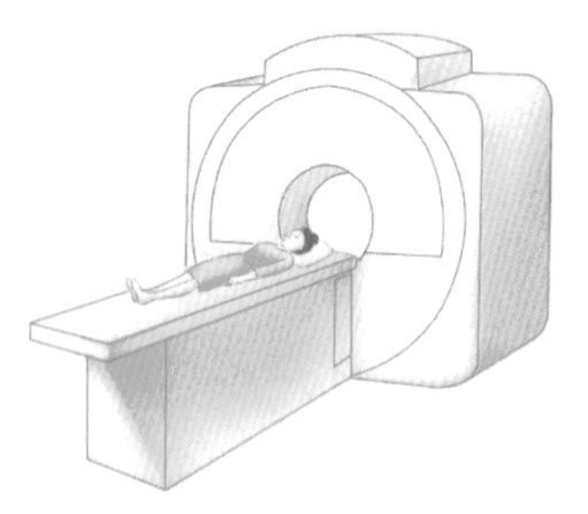

在之前的檢查中已經斷定為癌症時，要接著進行圖像檢查，來觀察癌細胞的擴散範圍以及其與周圍臟器的關係。

不同病期的子宮內膜癌

0期

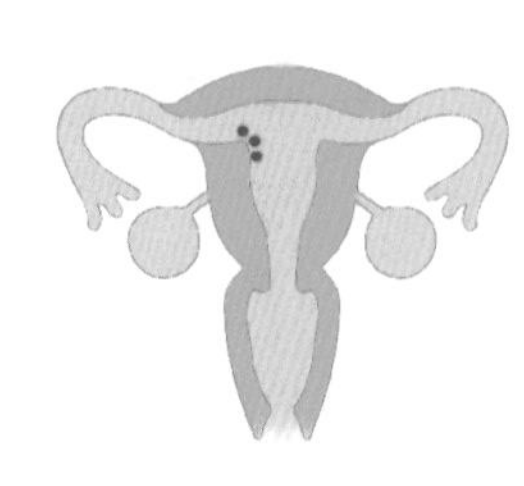

狀態：子宮內膜表面病變為癌細胞。

症狀：月經期中的出血時間變長，或者是在經期外仍然有出血的現象，白帶則稍微比往常增多。

療法：切開腹部，摘除子宮、卵巢、輸卵管，如果有懷孕需求，可以採用子宮內膜騷刮術和激素療法。

I 期

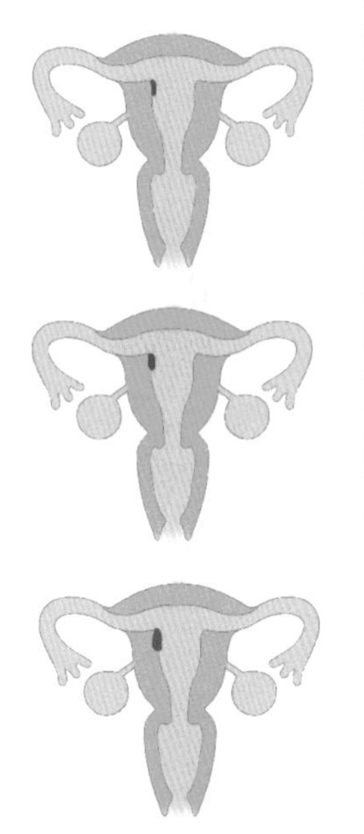

狀態：**a期**癌細胞停留在子宮內膜；**b期**癌細胞擴散到子宮肌內層1／2以內；**c期**之後的癌細胞再擴散到子宮肌內層1／2以上。

症狀：與第0期一樣，出血的症狀會持續較長的一段時間，並且還會分泌出一種茶色的白帶。

療法：**a期**與第0期一樣。**b期**則是與**c期**相同，除了子宮、卵巢和輸卵管，癌容易轉移的淋巴結也要切除。

II 期

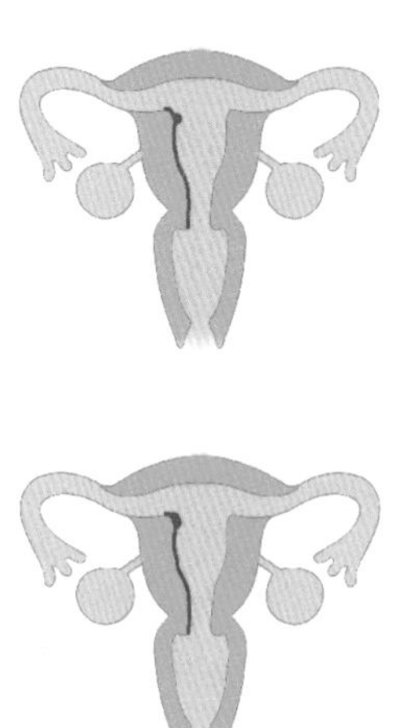

狀態：**a期**癌細胞擴散到子宮頸黏膜；**b期**癌細胞擴散到子宮頸黏膜以外。

症狀：症狀與第I期一樣，但有時白帶會出現惡臭味，甚至腰痛。

療法：進行廣泛子宮摘除術，連同子宮周圍組織一併切除，包括容易轉移癌細胞的淋巴結，必要時需要同時進行放射線治療和服用抗癌劑。

Ⅲ期

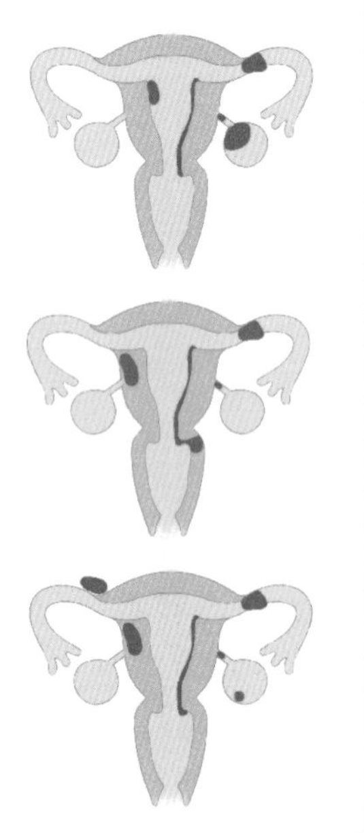

狀態：**a期**癌細胞從子宮擴散到卵巢、輸卵管、腹水；**b期**癌細胞擴散到陰道；**c期**癌細胞擴散到骨盆和大動脈周圍的淋巴結。

症狀：症狀與第Ⅱ期一樣，但是茶色或者摻有血絲的白帶會持續分泌，患者甚至會發高燒，出現貧血。

療法：很難再手術治療，如果還有機會就會採用廣泛子宮摘除術，一同切除淋巴結，必要時會同時進行放射線治療和使用抗癌劑。

Ⅳ期

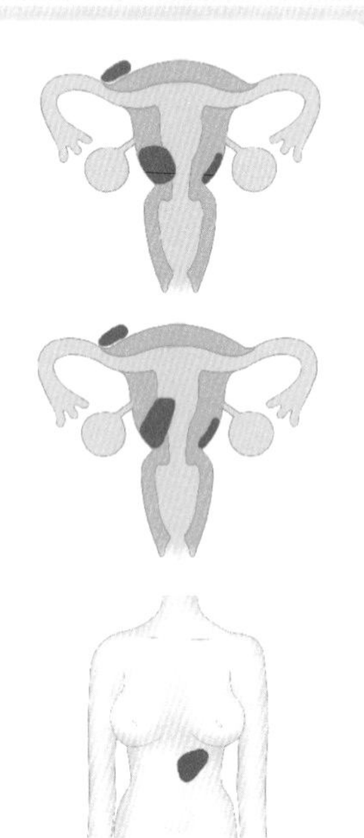

狀態：**a期**癌細胞逐步地擴散到膀胱和腸子內側；**b期**癌細胞則已經擴散到肝髒等器官裡。

症狀：症狀與第Ⅲ期一樣，但會出現惡臭的茶色白帶，也會隨機地出現小腹痛和腰痛等症狀。

療法：動手術也無法充分治療，只能夠在手術之後，同時進行放射線治療和使用抗癌劑。

卵巢癌／定期體檢無壓力

卵巢癌不比子宮頸癌普遍，卻是婦科癌症死亡原因的首位，因為它缺乏早期症狀，又沒有像子宮頸癌一有子宮頸抹片篩檢，能夠早診斷、早治療。晚期卵巢癌病人，五年平均存活率只有10%。

卵巢裡的惡性腫瘤

一般來說，卵巢癌有兩種：「原發性」和「繼發性」。「原發性」是指卵巢裡面的細胞發生病變成為了腫瘤，後來又繼續惡化成為癌細胞；「繼發性」則是指胃癌或者乳癌等其他器官內的癌細胞，轉移到了卵巢中，從而引發卵巢癌。不過，90%以上的卵巢癌都是原發性的。

早期無症狀，察覺時已晚

卵巢的大小如拇指一般，因此即便罹患上癌症，亦很少出現明顯徵兆。卵巢癌可分為「不易轉移型」和「容易轉移型」，前者患者在卵巢變大後，在下腹部能摸到腫塊，或者當變大的卵巢擠壓到膀胱或直腸時，造成尿頻或者便秘，患者才會發現；而轉移型則很容易轉移到腹膜上，造成腹膜炎，且由於腹水累積過多，致使肚子腫脹，進而發現異常。卵巢癌發現時通常已為晚期，有生命危險。

超音波和血液化驗

卵巢位於子宮左右兩側，即使其中一個卵巢完全被癌細胞佔據，只要另外一個依然可以發揮作用，就能夠持續排卵，也能維持正常的月經。

因為卵巢位於身體內側，不能像子宮一樣，通過取出其中的黏膜或者細胞進行檢查，所以也造成了這種疾病很難被及早發現。要檢查卵巢癌，必須先進行超聲波檢查，確認卵巢內的情況，然後抽血，通過腫瘤標記，檢查血液中是否有卵巢癌分泌出來的物質。

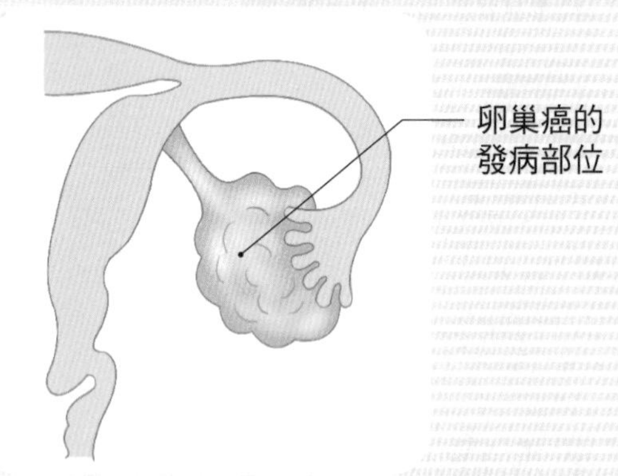

Hey! 女生悄悄話

卵巢癌高發人群有哪些？

★子宮內膜異位症　★使用排卵誘發劑、進行激素補充治療　★多囊性卵巢症　★直系親屬中有人患過卵巢癌　★骨盆內的炎症　★沒有生育經驗　★身體肥胖

熟悉卵巢癌的檢查流程

問診

這個階段中，婦科醫師會詳細詢問月經週期、妊娠、生育的經驗和症狀等，初步掌握病人的身體狀況。

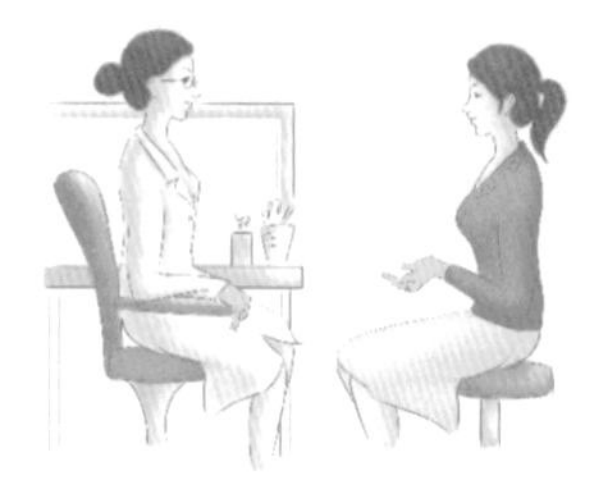

內診

通過觸診，醫師可以觀察看看卵巢和子宮部位，有無腫脹，若發現腫瘤，則能率先掌握其大小和位置。

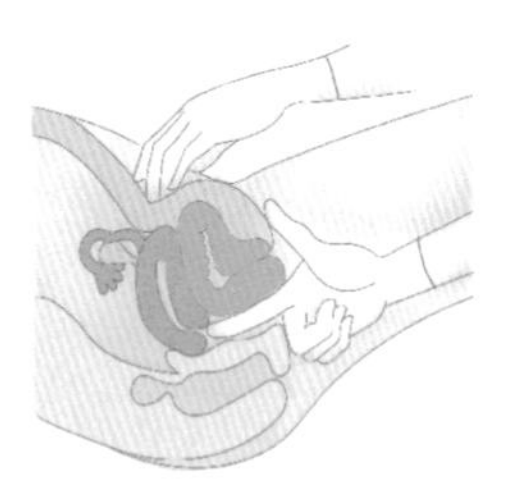

超音波檢查

將超聲波器具放入陰道內來檢查卵巢和子宮的狀況，並確認卵巢腫瘤的大小和位置。

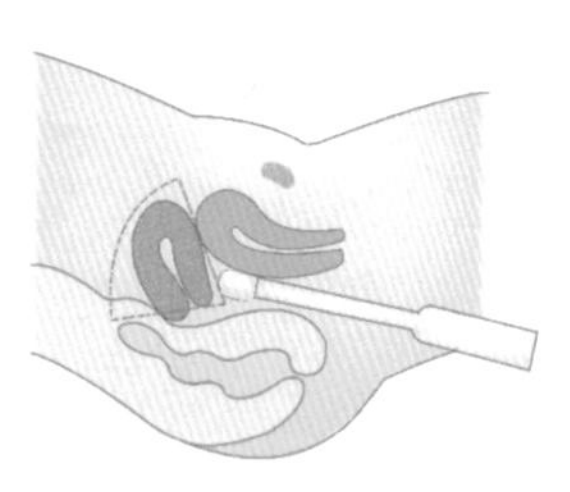

血液檢查

檢查若干腫瘤標本，來判斷其為良性還是惡性。當癌症處於早期，有時通過腫瘤標本無法檢查其性質。

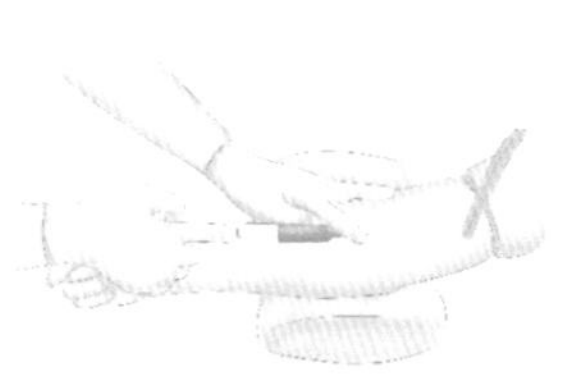

MRI檢查・CT檢查

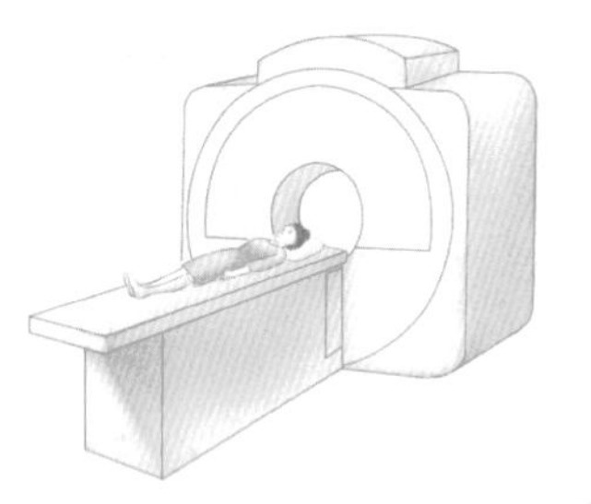

進一步確認腫瘤的大小、位置、性狀，檢查有無腹水，與周圍臟器的關係及轉移狀況。

細胞學檢查

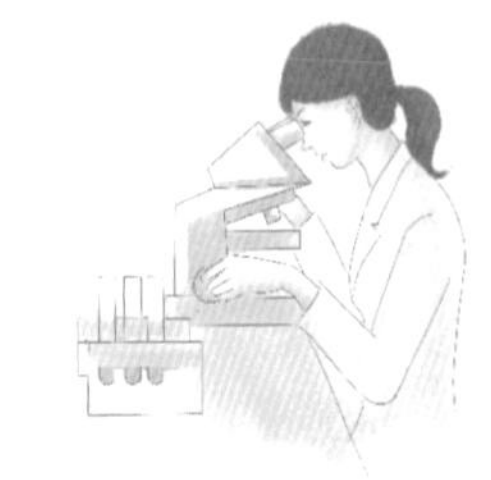

如果腹腔內已經出現積水症狀，則應該採集腹水，為的是進一步檢查看看有無癌細胞的存在。

不同病期的卵巢癌

I期

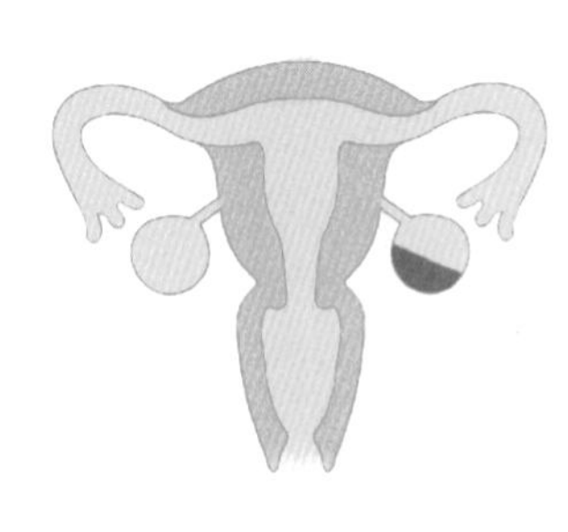

狀態：只有一側，或者兩側的卵巢中都有癌細胞。

症狀：幾乎沒有任何症狀。

療法：發病初期可以摘除患病部位的卵巢和輸卵管，但一般情況下，會同時摘除兩側的卵巢、輸卵管、子宮和大網膜，有時甚至切除淋巴結。手術後也要視情況繼續進行化療。

II 期

狀態：除了卵巢以外，還擴散到子宮和輸卵管等等部位。

症狀：幾乎沒有任何的症狀出現，除了下腹部突出、腰圍變粗。

療法：必須摘除卵巢、輸卵管、子宮、大網膜以及淋巴結，並且於手術之後再進行化療。

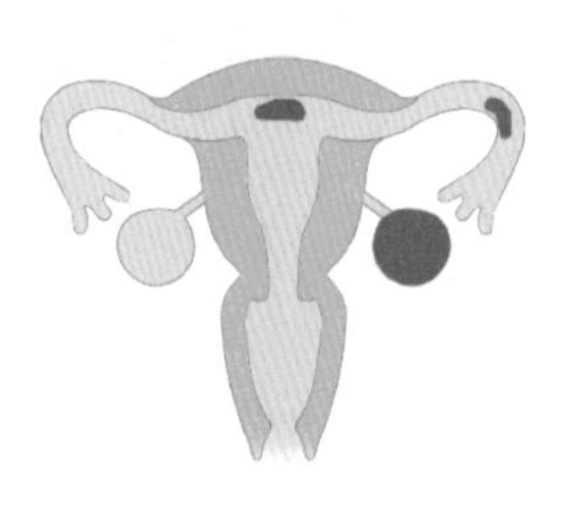

III 期

狀態：癌細胞擴散到了下腹部各處。

症狀：觸摸下腹部能摸得到凸起腫塊，還會出現便秘或尿頻。

療法：必須摘除卵巢、輸卵管、子宮、大網膜以及周圍的淋巴結，並且繼續對病患進行化療。

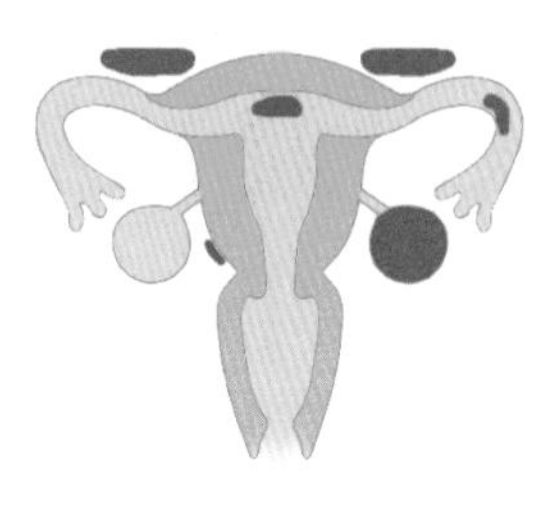

IV 期

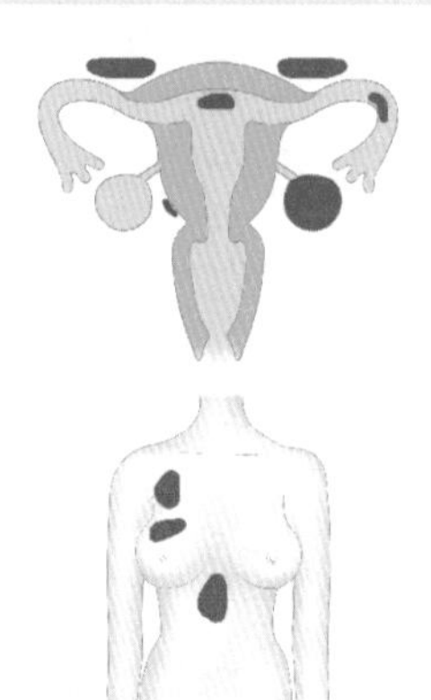

狀態：癌細胞不斷地擴散，蔓延到了肺和肝臟等等器官。

症狀：患者會出現發燒、經常貧血、體重減少、容易疲勞等情形。

療法：為了確認癌症種類，需要切除部分正常器官並進行化療。

讓婦檢 成為妳的護身符

有很多女性由於害羞、恐懼、嫌麻煩等諸多原因，不願接受婦科檢查。但是，女性的身體受雌性激素的影響很大，容易有諸多不適，定期接受婦科檢查，才能提早知道身體變化，將疾病扼殺在搖籃中。

打開心結，正視婦檢

不論是什麼樣子的疾病，發現時間越早，越有利於治療，這是無需懷疑的真理。即使是日常生活中對自身健康狀況非常注意的人，也仍然有可能在不知情的情況下，患上某種疾病。尤其與其他疾病相比，婦科病更是不容易察覺。

在很多案例中，當患者明顯感覺不舒服才去就醫時，往往為時已晚。有的婦女因此不得不摘除子宮或卵巢，以致無法懷孕生育，黯然神傷；嚴重時，甚至直接危及生命。

因此，當女人感到身體不適時，應該像接受內科檢查一樣處之泰然，輕鬆地去婦產科試試吧！

婦產科不是孕婦專區

不少人對婦產科都懷有一種古板印象，認為只有懷孕或者即將分娩的女人，才能踏入婦產科就診；再加上內診往往令她們感到難為情，所以容易裹足不前。

實際上，婦產科是一個能為女性提供綜合檢查與治療的地方，包括各種女性特有的疾病，甚至有關雌性激素分泌的問題，以及如何避孕和對待更年期等方面的問題。所以，請千萬不要把婦產科當成是只有在婚後生孩子時才會去的地方。為了妳的健康，一旦出現婦科方面的不適，就應該去婦產科仔細檢查一番。

選擇婦檢醫院：目的&口碑

首先，針對妳的就醫目的，選擇一家適合妳的醫院，如果需要特定的問診，例如：希望自己能夠自然生產，或者能以母乳育兒，或者接受中醫治療……等，就可以根據這些目的，尋找適合的醫院。

如果妳的目的只是做一般的婦科檢查，或者想與醫生討論些微症狀，那麼可以考慮找一家私人診所，把它當作自己的家庭醫生。在進行選擇時，可以多詢問居住在診所附近的居民，聽聽他們對診所的評價，當然，也要考慮交通是否方便。

此外，想要醫治不孕症，或是其它重大疾患的人，則建議還是找專門擅長看這種病的醫院比較好，無論是利用網際網路做搜尋，或請過來人推薦，口碑是相當重要的參考指標。

與醫生建立良好關係：投緣&信任

病人與醫生之間的契合度很重要，因此無論醫院或者醫生如何出名，最終仍然需要看妳與醫生是否投緣，就是所謂的「醫緣」，尤其是婦產科，經常需要與醫生探討一些令人難以啟齒的問題，所以，避免選擇那些羞於和病人談論病情的醫生；對方是否能夠令妳信任？能讓妳坦誠地說出自己的病情？又是否能夠將病情和治療方案向妳講述明白？是否真的關心作為患者的妳？這些都是妳在選擇醫師時應該考慮的。

Hey! 女生悄悄話

遇到婦科男醫師怎麼辦？

台灣普遍來說，男醫師數量多過女醫師，而大部分女性不願意接受婦檢的一個重要原因，就是擔心遇到男醫生，由於生理抗拒和對異性的羞澀，使得女性不願意將自己的身體坦露在異性醫療人員的面前。

其實，希望廣大女性還是放下不必要的束縛，抱著為健康負責的態度接受婦檢，如果因為害羞而延誤了病情則得不償失。

如果心理調適失敗，始終無法接受男性醫生，亦可以進行提前詢問，確認婦檢單位有無女醫師執業，再請婦檢醫院作安排，也是一個折衷的聰明方式。

婦檢準備七部曲

許多害羞的女性只要談論起上婦產科看病，就像小孩看牙醫一樣，戰戰兢兢、視為畏途，即使鼓起勇氣踏進醫院，也是巴不得趕快看完一走了之，其實，做好婦檢前的準備，可以消緩緊張的心情，亦能讓醫生更知道如何提供幫助。

婦檢準備第一步：事先記錄病症

為了避免被問診當下無法清晰地回答問題，應按照各項問診項目，做好事前準備，想好該如何讓醫師更明白，盡可能地做到具體、詳細地回答。

婦檢準備第二步：條列擔憂事項

在診察時，有時會變的健忘，千萬不要因為緊張，匆忙而忘記詢問原本想知道的事情，不妨找一個筆記本將自己困惑的事，以及症狀的變化記錄下來，會是很好的辦法。

婦檢準備第三步：不要清洗陰道

就診前一日進行淋浴清潔是很必要的，但是切勿過度清洗陰道，會導致無法正確檢查白帶情況。

婦檢準備第四步：就診前勿性行為

性行為對某些檢查不會造成太大影響，但是卻會使一些檢查中的診斷變得困難，所以在就診前三天應儘量避免性行為。

婦檢準備第五步：自我調整身心

婦檢的前一晚，一定要調整好心態，理順思路，此外，基礎體溫記錄表可以成為診斷的重要依據，如果有基礎體溫記錄表，一定不要忘了帶著去。但是如果沒有記錄表的話也無需勉強去準備，沒有必要為了記錄基礎體溫表而延期就診。

婦檢準備第六步：提前確認預約

如果你選擇的醫院實行的是預約制，那麼就要預先通過網頁，或打電話來確認；在打電話之前要預先考慮好方便就診的時間，這樣預約會更順利，如果將就診時間約在有其他安排的日子，就無法安心地接受檢查。

婦檢準備第七步：整裝待發

就診當日攜帶健保卡及病症筆記本出門。為了能夠順利就診，要注意服裝與化妝。此外，一旦緊張就會想去廁所，但是多數情況下通常有驗尿項目，所以在就診之前想要排尿，必須先徵詢護士的意見。

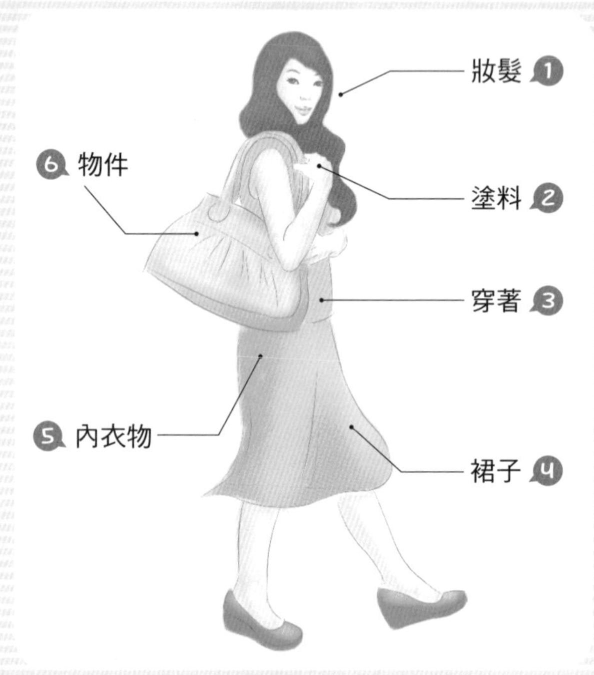

註

1. 顏色要適合診斷，化妝要淡。
2. 很濃的香水、深色的手指甲會影響診斷。
3. 內診時建議穿著不用脫掉就可以診察的喇叭裙、百褶裙。
4. 如果穿短褲去的話，可攜帶另一件襯裙。
5. 避免穿緊身衣、緊身褲，以及穿脫不便的衣物。
6. 攜帶物品：健保卡、症狀筆記、 基礎體溫記錄表、衛生棉（避免內診後出血）

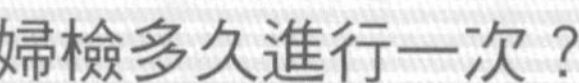

婦檢多久進行一次？

從25歲開始，尤其30歲以上的女人，應該每年都到醫院進行一次例行檢查。如果家族中有人患過子宮癌或乳癌，那麼從遺傳的角度來說，本身罹患這兩種疾病的危險概率也相對大，所以勢必要儘早開始接受這樣的定期性檢查。

檢查項目通常包含子宮頸癌、子宮內膜癌和乳癌的篩檢；如果是一般的檢查項目，則會檢查子宮頸癌和乳癌。

子宮頸抹片檢查

能幫助婦女們提早揪出子宮頸癌的利器，就是「子宮頸抹片檢查」。最早由美國醫師於1960年發明，透過觀察細胞核、細胞質，將抹片與病理切片做比對，除了能檢測子宮頸癌，還可順道檢測陰道病變、子宮內膜癌……等等。

根據統計，台灣國內婦女每年做抹片篩檢者僅佔30%，有約莫40%的人會不定期地去做檢查，而另外還有10～15%的人從未做過抹片，浪費了及早發現子宮頸癌前病變先機的權利。婦科醫師建議，只要曾經有過性經驗的女人們，最好都要定期前往診所做「子宮頸抹片檢查」。

一般抹片報告結果可分為：「正常」、「發炎」、「感染」、「異常」、「檢體不足需重新採集」等五種。顯示為正常者，1年做1次抹片篩檢即可；報告顯示感染者，必須接受相關的藥物治療；呈現異常則表示為細胞病變警示。

子宮頸抹片檢查異常的民眾，可考慮再自費1500～2000元做「HPV病毒檢查」，或接受健保給付的「陰道鏡檢查」，再進一步釐清是否確實患有子宮頸癌。

需婦檢的身體警告

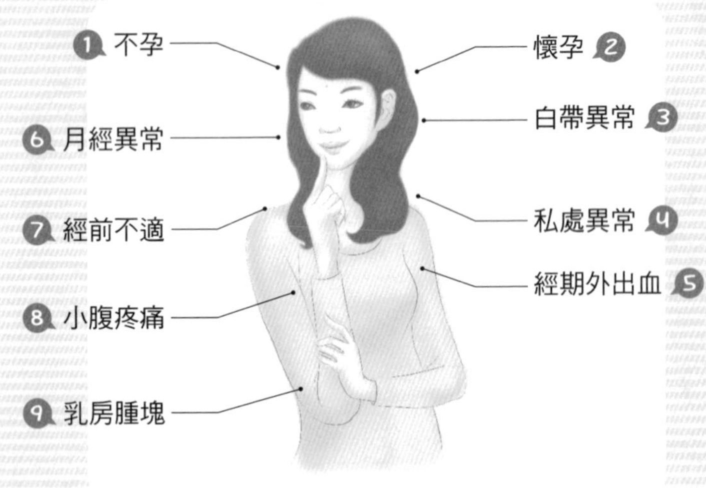

註

1. 婚後沒有避孕，有正常性生活，可依然無法懷孕。
2. 月經已經推遲了2～3周了，懷疑自己是否已經懷孕。
3. 白帶的量、色、味、質發生與以往不同的異常變化。
4. 外陰或陰道出現瘙癢、異味、紅腫、疼痛等。
5. 不是經期時，陰部出血。
6. 月經和往常不同，週期混亂，變長、變短、變多或變少。
7. 經期前出現較嚴重的頭痛、水腫或乳房腫痛。
8. 小腹疼痛卻無腹瀉，週期性的出現，月經期間最嚴重。
9. 自檢時發現乳房出現了腫塊。

做足準備，問診內容早知道

去婦產科檢查時，除了疾病的症狀，平日的白帶、月經狀態如何，也是醫生重要的判斷標準。因此，有必要提前瞭解一般婦檢時醫生都會問到哪些問題，將答案提前準備好，會讓妳較順利地完成婦檢。

看診忌諱：隱瞞病情

初次問診時，有時醫生會詢問你一些關於月經和性等難以啟齒的話題，如果說謊或隱瞞事實，就得不到準確的診斷，所以要誠實地、毫無保留地將情況告知醫生。

基於醫生的職業道德，具有替病人保密的義務，並不會將問診信息向外界洩漏，因此不要有太多餘的顧忌。

最好能將自己疼痛的部位、疼痛方式、與平時的不同之處、開始時間、頻度……等等與自己的症狀和煩惱有關的情況，盡可能詳細地傳達給醫生。

看診竅門：積極提問

經過一系列檢查之後，醫生會將結果向患者說明，有時檢查結果在幾天之後才會出來。這時候不能將診斷完全託付於醫生，而是要主動積極地表達自己的想法和希望，這些都有利於更好地接受治療；有不太清楚或感到不安的地方，要主動諮詢醫生；其中認為重要的地方，寫下記錄筆記也是很必要的。

長時間接受無法理解的治療，只會對患者造成一種壓力。而另一方面，通過交流也可以與醫生之間建立信賴關係。

青春期少女別怕婦檢

如果妳終於決定拋開顧慮勇敢接受婦檢，那麼，為了盡可能得到正確診斷，提前做好事前準備工作很重要。

青春期的女孩如果放不下對婦科的恐懼，也不願意去婦檢，將月經不調、無月經等情況放任不管，很可能會成為將來不孕以及生活習慣病的誘因。

這種情況下，如果母親有經常就診且建立了信賴關係的婦產科醫生，就可以帶女兒去接受諮詢或檢查，以陪伴消除她的恐懼，安心地去醫院接受診治。

Hey! 女生悄悄話

如何避免婦檢中的性騷擾？

首先，建議女性朋友選一家正規的診所或醫院，不要隨意相信路邊廣告和傳單推薦的非正規密醫；這不僅關係到婦科檢查的專業性，還會牽扯到女性尤為關心的性騷擾問題。

另外，最好找一位親近家人或同性朋友陪同。

最後，如果萬不得已之下單獨赴診，除了主治醫生以外，最好要求同時有另一位女性醫護人員在場。

女性朋友應該謹記以上幾點，捍衛自己的法律權益和安全。

醫生會問妳這些問題

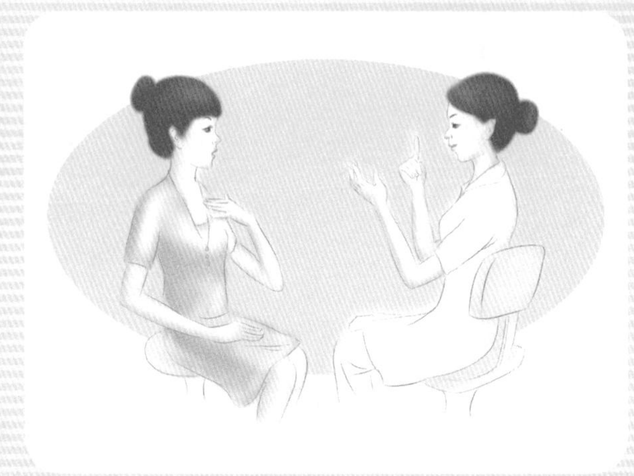

關於生活

- 有無飲酒習慣及其量　□有　□沒有
- 有無吸煙的習慣及其量　□有　□沒有

關於懷孕與生產

- 有無性經驗　□有　□沒有
- 有無生育、流產或中止妊娠及次數　□有　□沒有
- 現在有無懷孕的可能　□有　□沒有

關於家庭

- 家庭構成及主要病史　□有　□沒有

關於病歷

- ➲有無過敏（藥物過敏等） □有 □沒有
- ➲到目前為止得過的較嚴重的病 □有 □沒有
- ➲目前為止接受過的手術 □有 □沒有
- ➲有沒有接受過子宮癌檢查 □有 □沒有
- ➲現在正在治療的疾病 □有 □沒有
- ➲現在正在服用的藥物 □有 □沒有
- ➲是否曾有過婦科疾病 □有 □沒有

關於症狀

- ➲發生症狀的部位 □有 □沒有
- ➲有什麼症狀 □有 □沒有
- ➲在何種情況下會產生症狀 □有 □沒有
- ➲症狀從什麼時候開始的 □有 □沒有
- ➲症狀的嚴重程度為何 □有 □沒有

關於月經和白帶

- ➲最近一次月經的開始時間 □有 □沒有
- ➲月經的週期及月經量 □有 □沒有
- ➲有無痛經 □有 □沒有
- ➲初潮及閉經的年齡 □有 □沒有
- ➲白帶的狀況 □有 □沒有
- ➲月經的正常與否 □有 □沒有
- ➲白帶的正常與否 □有 □沒有

走進婦科診療室，婦檢全攻略

對於那些從未接受過婦科檢查的女性來說，心中難免抱持著不少疑問，到底何謂婦科檢查？當中包含哪些項目？婦檢前又有什麼需要準備？本章為妳整理了女性必做的檢查項目，提醒妳早發現、早治療。

全面剖析五大婦檢專案

進行婦檢的時候，除了最好能夠接受的「內診」與「乳房檢查」之外，有時醫生會根據症狀安排你進行多項檢查。

婦產科進行的基本檢查主要包含以下幾項，而醫生會根據幾項檢查的結果進行綜合診斷。

1. 超音波檢查

用超音波接觸人體，利用監視器觀察反射波形成的圖像，可確認子宮和卵巢的狀況，清楚地觀察到腫瘤的位置和大小。

2. 血液檢查

通過採集血液可以瞭解激素的狀態、有無性病、貧血及肝臟、腎臟的狀況。血液檢查有很多種，要根據病症來決定。

3. 尿液檢查

採集尿液來檢查有無妊娠、激素的狀況、有無排卵、是否患有尿路感染以及尿液中是否含有糖分或蛋白質。

4. 白帶檢查

在進行內診時，用棉棒等從陰道採集白帶進行檢查。此項檢查可以發現誘發陰道或外陰部的炎症、白帶異常的細菌。

5. 細胞學檢查

主要為了檢查有無子宮癌。子宮頸癌主要檢查子宮的管道部位，子宮體癌要取子宮內膜的細胞，檢查有無異常的細胞。

Hey! 女生悄悄話

何時會進行「腹腔鏡檢查」？

腹腔鏡手術屬於內視鏡手術的一種，其運用範圍相當地廣泛，一般會在檢查「不孕症」和「子宮內膜異位症」的時候進行。目前，腹腔鏡不僅是適用於婦科檢查，還可運用於卵巢腫瘤和卵巢出血的相關治療上。

其主要檢查方法是：首先將全身麻醉，然後在臍下切開一個小口，醫生會將腹腔鏡由此放入，以此觀察骨盆腔內的狀況。骨盆內的狀態可以從監視器畫面反映出來。

因為腹腔鏡手術具有傷口小、恢復快、住院天數短等等優點，並且能減少家屬們在醫院與家裡兩地來回的奔波，對整個社會資源及醫療成本之付出亦相對減少，綜合以上各項優勢，近年來婦科手術絕大多數已被腹腔鏡手術取代。

勇敢跨出婦檢第一步：內診

想必大多數抗拒婦檢的女性，皆起因於害怕內診，所以經常身體感覺異常也寧願強忍著不去檢查。不妨先瞭解一下內診的流程、注意事項，消除你的一些顧慮，為了自己的健康，勇敢地邁出婦檢的第一步。

Hey! 女生悄悄話

我必須要做內診不可嗎？

大多數人從內心對內診有抵觸情緒，但是有些症狀只有通過內診才能發現，因此為了自己的健康最好接受內診。

由於緊張會導致用力過猛，從而加劇疼痛。因此內診前不妨做幾次深呼吸，使整個人的身心得到放鬆。當感到疼痛時，不要強忍著，要主動地表達出來，這也有助於診斷。

沒有性經驗的年輕女性，倘若無論如何都對內診感到不安時，可以把這種不安感先告知醫生，婦科醫生會特別根據妳的患病情況，再重新決定是否有必要接受內診。

內診注意要點

➲如果事先已被告知要進行內診，請盡可能穿著裙子來醫院，因為裙子比較容易掀起來。

- 內診時將裙子挽到腰部，以免消毒液等液體沾到裙子上。
- 如果內診需要憋尿時，一定要提前做好準備。
- 如果出現陰部瘙癢、白帶異常等症狀時，請提前告知醫生。
- 如果內診時感到嚴重疼痛感，千萬不要自己硬忍下來，否則唯恐傷及子宮，要及時跟醫生溝通才是。

克服內診恐懼小撇步

- 內診之前，如果可以先與醫生溝通，可瞭解到內診的過程和其必要性，有助於消除緊張。
- 若強烈排斥異性來看診，亦可以尋求一位女性醫生來為妳做內診。最好能在檢查前就諮詢清楚。
- 找一位親近的同性好友，或者媽媽陪同可以減輕內診緊張。

熟悉內診流程

坐在看診椅上

此時，患者的下半身要全裸，即是指內褲也要脫掉，然後坐到看診椅上，當電動看診椅啟動之後，女患者的雙腳就會自然地張開來。

一般來說，患者坐上看診椅後，全身肌肉會因為緊張而用力，此時，患者一定要提醒自己放鬆下來，可以試著多做幾次深呼吸，從容面對內診。

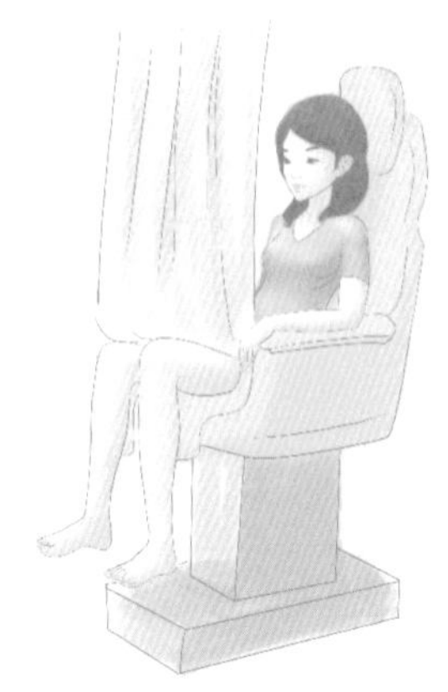

進行觸診

首先，婦科醫生會把一種名叫「鴨嘴」的儀器放入患者陰道，通過「鴨嘴」仔細觀察患者的陰道和子宮入口處的患病情況。

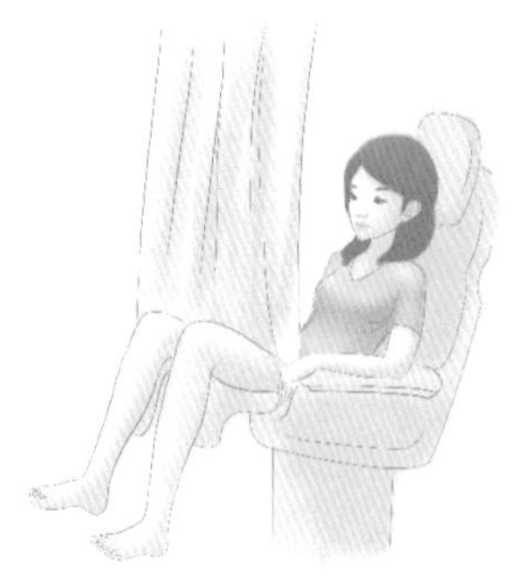

如果患者是初診，醫生可能還會採集子宮入口處的細胞（子宮頸抹片檢查），檢查患者是否患有子宮癌。

接著，醫生會將手指頭放入患者的陰道，再用另外一隻手按壓患者的下腹部，以此確認患者的子宮和卵巢器官是否有出現任何異常。

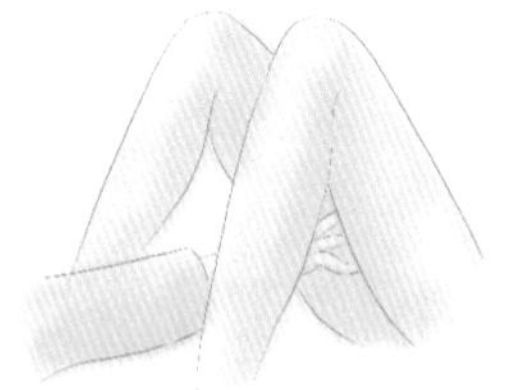

在進行觸診的過程中，病患假使感到過度緊張無法放鬆，或是身體上出現任何不適應與疼痛，都應該在第一時間開口告知醫師，好暫時停止觸診，或者是採取其他措施。

進行觸診超音波檢查

在陰道中放入能夠發出超音波訊號的探頭，拍攝出骨盆內部切面影像，對子宮和卵巢的位置與大小進行檢查，診斷病人是否罹患子宮肌瘤或者卵巢腫瘤。

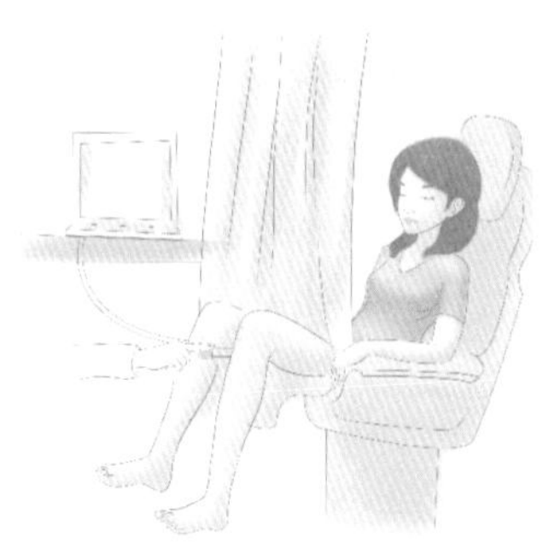

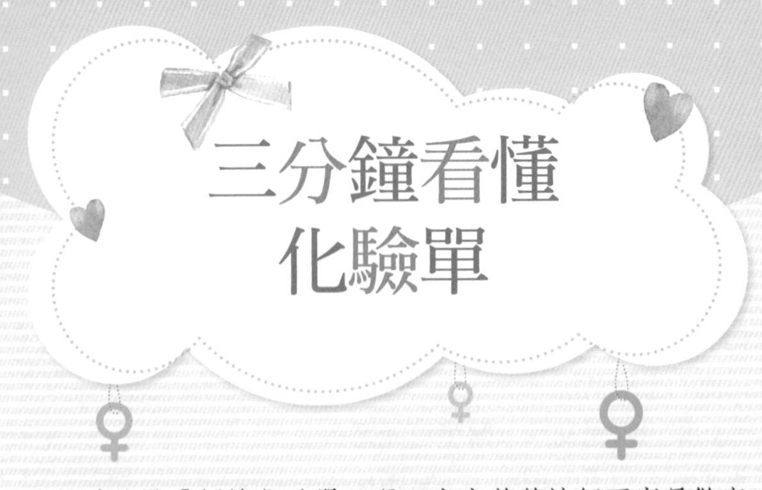

三分鐘看懂化驗單

妳能看的懂「婦檢化驗單」嗎？辛辛苦苦地好不容易做完婦科檢查，拿到化驗單卻一頭霧水，再跑一趟醫院向醫師做詢問之前，較淺顯易懂的部分不如自己先弄懂，本章就教妳如何輕鬆看懂化驗單。

化驗單上的健康密碼

化驗單上的「＋」、「－」表示檢測結果呈現「陽性」、「陰性」。有時還會出現「＋＋」或「＋＋＋」，這就表示了程度上的遞進。

1. 內診化驗單

子宮頸刮片是篩查早期子宮頸癌最有效的檢查方式，其化驗結果：巴氏Ⅰ級，正常；巴氏Ⅱ級，炎症，指個別細胞核異質明顯，但不支持惡性；巴氏Ⅲ級，為可疑癌；巴氏Ⅳ級，為重度可疑癌；巴氏Ⅴ級，確認為癌。

2. 超音波檢查化驗單

正常子宮呈梨形，長7～8公分，寬4～5公分，厚2～3公分，質地中等硬度，活動度好，多數呈前屈位。

3. 血液檢查化驗單

通常血液常規檢查包括紅細胞計數、白細胞計數、血小板計數和血紅蛋白測定，每一類項目可以測定很多參數。

一般化驗單上都有參考數值，「↑」則表示高於參數值，「↓」則表示低於參數值。

4. 尿液檢查化驗單

- 酸鹼度（pH）正常為4.6～8.0。
- 尿比重2（SG）正常為1.015～1.025。
- 尿膽原（URO）正常<16。
- 隱血（BLO）、白細胞（WBC）、尿蛋白（PRO）、尿糖（GLU）、膽紅素（BIL）、酮體（KET）、尿紅細胞（RBC）正常均為陰性。
- 尿液顏色（GOL）正常為淺黃色至深黃色。

Hey! 女生悄悄話

兩家醫院的婦檢結果有差異？

不同的醫院因檢測設備不同，測量結果的參考值則不盡相同。有些在A醫院屬於正常範圍內的檢查結果，到了B醫院有可能就變成了異常。

因此，推薦女性朋友們最好能每年都在同一家醫院進行婦檢。這樣不僅可以避免檢查結果差異性大對你造成不必要的困擾，還能與婦檢醫生建立良好的溝通關係。

白帶檢查化驗單

pH值	正常值為4.5；大於5～6可能患有滴蟲性或細菌性陰道炎。
白帶清潔度	I度：顯微鏡下可見大量陰道上皮細胞和大量陰道桿菌。 II度：顯微鏡下可見陰道上皮細胞，少量白細胞，部分陰道杆菌，可有少許雜菌或膿細胞。 III度：顯微鏡下少量陰道杆菌，有大量膿細胞與雜菌。 IV度：顯微鏡下未見陰道杆菌，除了少量上皮細胞，主要為膿細胞與雜菌。 白帶清潔度分為I度、II度、III度和IV度四個等級。 I度和II度屬正常，III度和IV度為異常白帶。 III度和IV度提示可能患有陰道炎或宮頸炎，可以結合黴菌與滴蟲的檢查項目進行判斷，若滴蟲為「＋」（陽性），則為滴蟲性陰道炎；若黴菌為「＋」（陽性），則為念珠菌性陰道炎，若為「－」（陰性），則無感染。
黴菌與滴蟲	「－」表示無感染； 「＋」表示存在感染，可能患有滴蟲性或念珠菌陰道炎。
胺試驗	檢測出白帶含有胺，則可能患有細菌性陰道病。
線索細胞	化驗結果顯示「＋」則存在感染，提示患有細菌性陰道病。

對症點穴：

一隻手指頭 甩掉婦科病痛

史上最實用「穴道按摩自療法」，

助妳擺脫女人的小毛病！

隨時隨地伸出手指頭，

免鈔票、免道具，

在家裡也能輕鬆實踐，痛痛消！

找穴、點穴！按摩的小小常識

婦科疾病是女性常見病、多發病，女性在日常中或多或少的都會遇到一些婦科類的疾病，即便只是小小的不良壞症狀，比方說：月經來潮時的痛經、吃到冷飲時的小腹疼痛……仍會給正常的生活帶來不便。

其實，身體出現微微不適的時候，可以靈活運用我們的手指作為道具，透過中國老祖宗流傳至今的穴道按摩，根據身體不同地方的疼痛感，去選擇需要推拿的部位，緩解疼痛。

穴位的按摩法，適合各年齡層的人群，既簡便又易學，在通勤、行走、座談、聊天、上班等時段，都能隨時隨地進行，健康活血、促進身體機能。

按摩的適宜時間

基本上，24小時任一時間皆可按摩，只要是病患處在情緒穩定的情況下，依個人可搭配的時間固定進行即可。

有些人會說中午不適合按摩，其實這是指中午剛吃飽的30分鐘內不適合，包含剛吃完早餐、晚餐的半小時內亦避免穴道按摩；因為胃部正在消化食物中，穴位的按摩會導致血液離開胃部，造成消化不良及反胃。

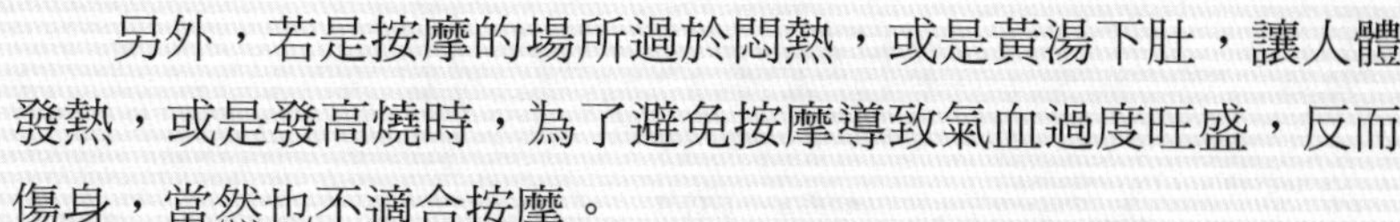

另外，若是按摩的場所過於悶熱，或是黃湯下肚，讓人體發熱，或是發高燒時，為了避免按摩導致氣血過度旺盛，反而傷身，當然也不適合按摩。

按摩的適宜次數

穴道按摩是一種自我保健，沒病也可以多多按摩，只不過每日次數固定即可，多做無益也唯恐會疲勞。

急症的情形下，每日約按個2～3次；復原期病患、慢性病患建議1日1次；一般保養1～2日按摩1次即可。

寸的測量法

自我找尋穴道位置時，以手指來作為測量長度的單位，最為方便；由於每個人的身體與手指比例皆不同，用自己的手指來取穴，誤差也才能減至最低。

一般來說，大拇指的寬度約為1寸；食指、中指合併後的寬度為1.5寸；食指、中指、無名指合併的總寬為2寸；除了拇指之外的其他四指，貼在一起後寬度為3寸。

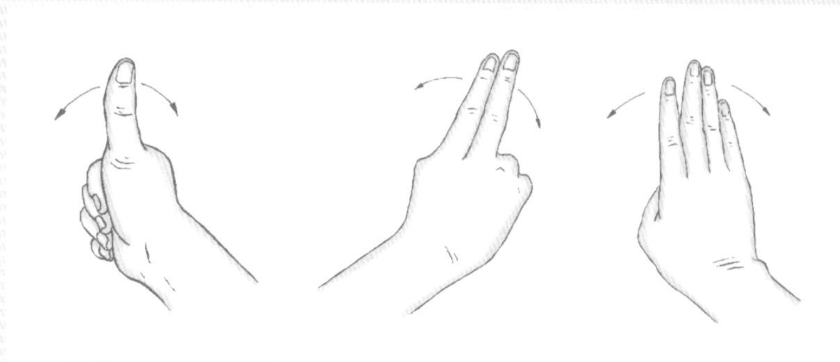

三陰交穴：婦科首選止痛穴

主攻壞症頭

- 生理痛
- 月經不調
- 婦科疾病

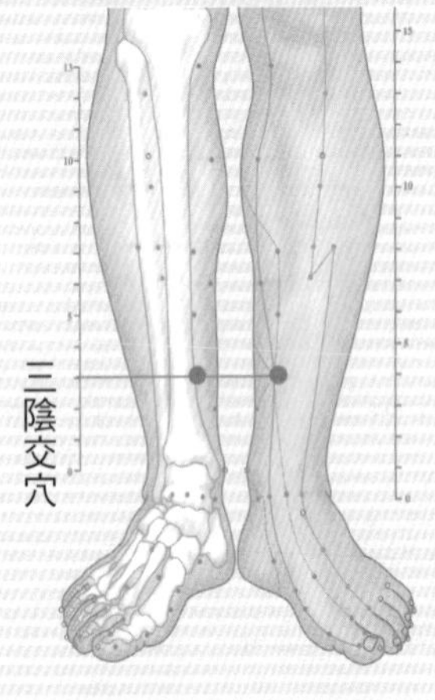

正中紅心！零失誤取穴

找尋小腿內側，從內側腳踝往上數約3寸，穴道位於脛骨內側緣後方。

點點到位point

1. 按摩時，將單腳抬起來，置放在另一大腿的根部。
2. 力道適中，以拇指指尖垂直施力緩緩按壓穴道。
3. 早晚各一次，單腳各2分鐘。

一指神功成良醫

1. 三陰交穴為著名止痛穴，月經期疼痛時可多多按壓。
2. 婦科愛用主穴，舉凡相關疾病皆能展現療效，可以改善經期紊亂、子宮出血、白帶過量、不孕症狀、難產、閉經、子宮下垂、產後不調……等等。
3. 不僅是女性，男性按壓此穴，亦可治療遺精、漏尿、陽萎、早洩等生殖疾病。

歸來穴：生殖強健不失調

主攻壞症頭

- 疝氣
- 月經不調
- 不孕症

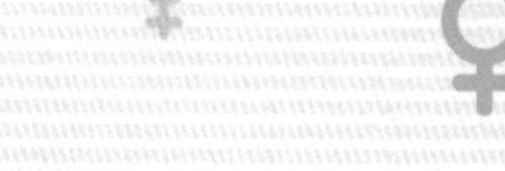

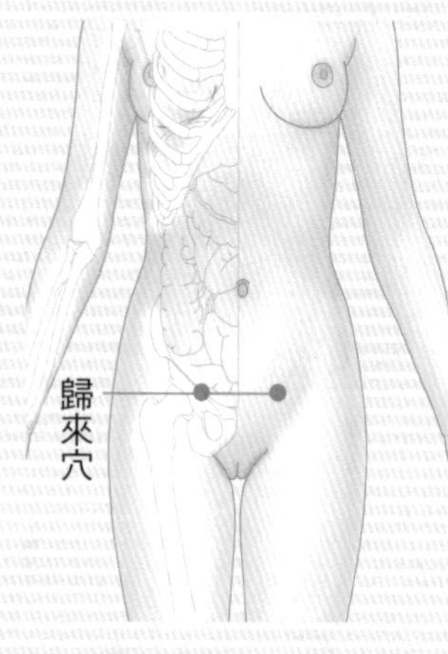

正中紅心！零失誤取穴

此穴道位於下腹部，從肚臍往下數約4寸，再往左右延伸2寸之處。

點點到位*point*

1. 以三指（食指、中指、無名指）指腹垂直按壓兩側穴道。
2. 力道適中，由內而外，揉按大約1分鐘的時間。
3. 每天早、晚各按摩穴位一次，而每次大約2分鐘。

一指神功成良醫

1. 此穴主治小腹疼痛、子宮脫垂等疾病，按壓可促使氣血旺盛，並讓下垂病症賦歸原處，因此名為歸來穴。
2. 按摩此處穴道，對女性的腹痛、腹寒、虛弱、畏寒、生理期疼痛……等等病症，具良好的調理保健功效。
3. 能夠改善各種男女生殖器疾患，例如：白帶、疝氣、陽萎、睪丸炎、陰莖病、子宮內膜炎……等等。

血海穴：活血化瘀顧血本

主攻壞症頭

- 痛經
- 閉經
- 月經不調

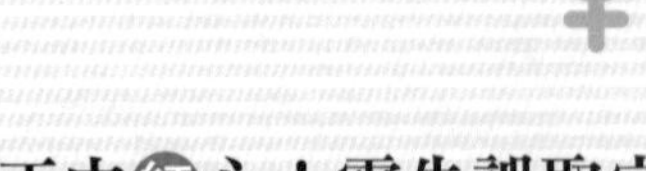

正中紅心！零失誤取穴

位於大腿膝髕內側上方大約2寸，在股四頭肌的股內側肌隆起之處。

血海穴

點點到位point

1. 正坐，翹起左腳放置在右膝上，膝蓋呈現90度。以手掌心按住膝蓋，拇指所到之處即為此穴。
2. 以指尖按揉穴位1分鐘，力道適中，單腳3～5分鐘。
3. 按壓時應該要有明顯痠脹感，方代表奏效。

一指神功成良醫

1. 此穴是人體血液歸聚處，具有袪瘀血、生新血的功能，屬於女子生血之海。能清血，治療月經不調、崩漏、閉經等病症，對女性氣血具有保健功能。
2. 有利濕的功效，按摩敲打此穴，對蕁麻疹、丹毒、濕疹、癰瘡、膝痛……等，具有良好的調理功效。

關元穴：拯救虛寒調體質

主攻壞症頭

- 月經不調
- 崩漏
- 閉經

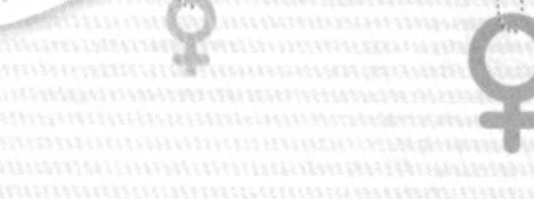

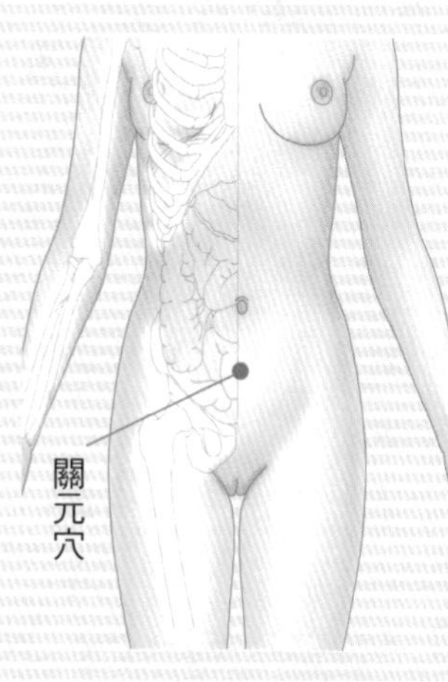

正中紅心！零失誤取穴

位於人體前正中線，腹部的位置，由肚臍下數大約3寸即關元穴。

點點到位*point*

1. 雙手置於小腹，掌心朝下，左手中指所在處便是該穴。
2. 以中指指腹按壓穴道，以稍重的力道揉按，產生酸脹感。
3. 左右輪替，兩手各在下方一次，每次揉按2分鐘。

一指神功成良醫

1. 按摩此穴，有固血本、調氣回陽的作用，能治療痛經、月經不調、血崩、白帶、不孕、子宮脫垂、閉經、小便頻繁、小便不通、產後出血、小腹痛、腹瀉……等症狀。
2. 長期按摩對尿路感染、腎炎、疝氣、脫肛、尿道炎、盆腔炎、腸粘連、小兒消化不良等疾患，具改善的功效。

乳根穴：經期乳脹有解套

主攻壞症頭
- 乳痛乳脹
- 乳腺炎
- 乳汁不足

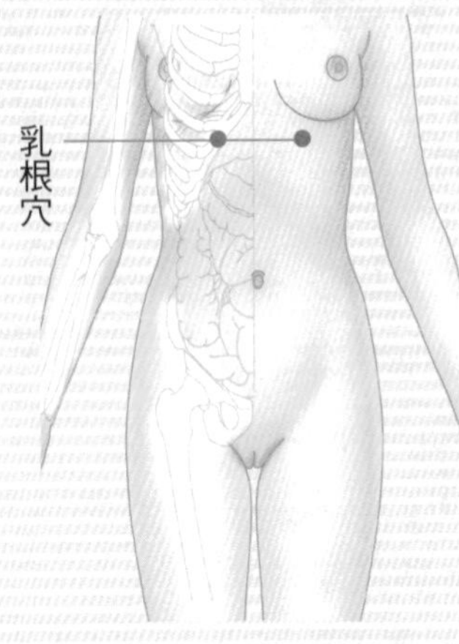

正中紅心！零失誤取穴

乳頭直下，乳房根部，位於第5肋間隙，乳房凹陷處即為該穴。

點點到位point

1. 雙手覆掌於乳房，大拇指放乳頭中點，其餘四指在乳房下。
2. 力道不需過重，運用中指和食指指腹施力按壓。
3. 早上、晚上各按摩4~5分鐘。

一指神功成良醫

1. 據中醫表示，每天花1分鐘時間按摩乳根穴，能緩解胸部的血凝氣淤，預防胸痛。
2. 定期按揉此穴，對於經期乳脹、乳痛、乳腺炎、乳汁不充足等等孕婦常見疾病具有良好的療效。
3. 長期按壓穴道，亦可以治療胸痛、心悶、咳嗽、氣喘、肋間神經痛、狹心症……等等病症。

公孫穴：白帶色異請常揉

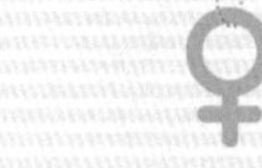

主攻壞症頭
- 胃痛
- 腹瀉
- 白帶異常

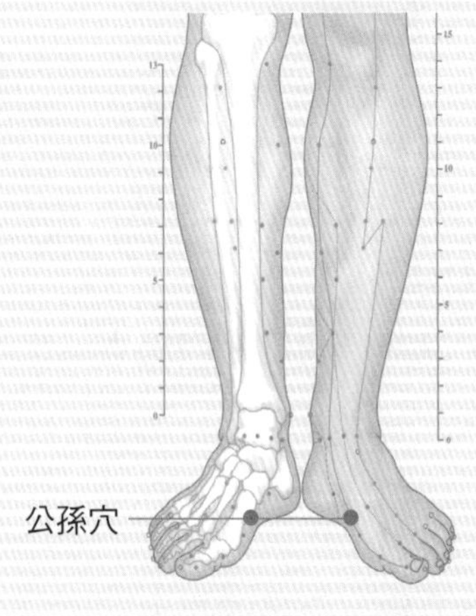

正中紅心！零失誤取穴

足內側，大拇指指根往腳根方向2寸處；第一趾關節後1寸處。

點點到位*point*

1. 正坐，將腳放在另一腿上，以拇指指腹按壓左右腳的對稱穴位。
2. 亦可以輪流按摩，以中等力道按摩其中的一腳大約2分鐘，換腳後，再按摩2分鐘。

一指神功成良醫

1. 按摩該穴，能調理脾胃，緩解腹瀉和痢疾，以及不明原因的腹痛、心痛、胃痛、胸痛等。
2. 針對女性生理痛、月經不調、白帶異常、顏面部浮腫、子宮發炎……等等也有療效。
3. 此外，小嬰兒脾胃虛弱而腹瀉、腹脹時，亦可按此穴緩解。
4. 尚有緩解消化不良、食慾不振、腸子絞痛、拉肚子、脹氣、失眠、神經衰弱、渾身無力、更年期綜合症等惱人病症。

陰廉穴：私處搔癢可治癒

主攻壞症頭
- 私處搔癢
- 小腹疼痛
- 股內側痛

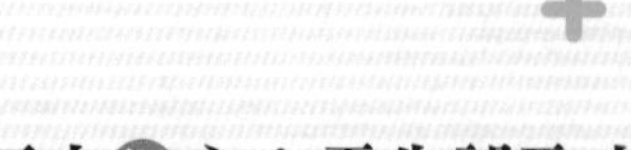

正中紅心！零失誤取穴

位於大腿根部內側，恥骨結節下方，長收肌外緣的凹陷處。

陰廉穴

點點到位*point*

1. 四指併攏，以四指指尖共同施力按壓穴道處。
2. 揉按的方式為由下往上，有特殊脹、酸、疼痛的感覺。
3. 每次按3～5分鐘，每日的早上、晚上各一次。

一指神功成良醫

1. 此穴對婦科亦頗有助益，對於月經失調、白帶量多、會陰部搔癢、陰腫、疝痛、腹腰腿疼痛、下肢痙攣……等症狀，有醫治、保健的作用。
2. 陰廉穴搭配三陰交穴，治療由濕熱引起的月經不調、白帶量多、私處搔癢、股癬……等疾病特別有效；對於不孕症也具有一定的調理作用。

足三里穴：通腸消化解便秘

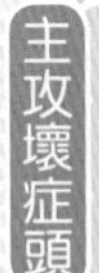

急慢性胃炎

經期便祕

經期腹瀉

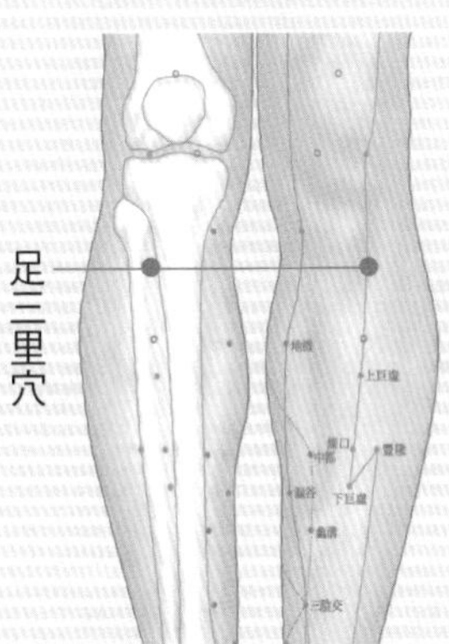

正中紅心！零失誤取穴

小腿前側，外膝眼下3寸，距脛骨前脊約一中指處，於脛骨前肌上。

點點到位*point*

1. 正坐，屈膝90度，手掌包膝蓋。手指朝向下方，無名指指端處即找到該穴。
2. 可運用中指指腹垂直施力按壓，原則上早晚各一次。
3. 每次時間約2分鐘，力道重。

一指神功成良醫

1. 此穴能夠理脾胃、調氣血、補虛弱，預防腸胃疾病，而對於生理期時的腸胃不適，亦可提供緩解的作用。
2. 由於按摩該穴可以增強體力、消除疲勞、預防衰老，對傷風感冒、高血壓、低血壓、動脈硬化、心臟病等等，具有輔助治療作用，被稱為「長壽穴」。
3. 足三里還能增強下肢體力，對坐骨神經痛也有療效。

委中穴：腰酸背痛奇效穴

主攻壞症頭
- 腿無力
- 腰痛背痛
- 四肢發熱

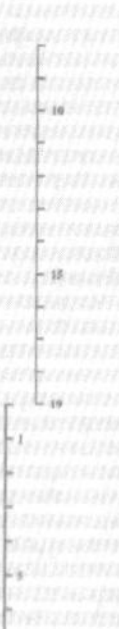

正中紅心！零失誤取穴

膝後區菱形凹陷處的橫紋中央，股二頭肌腱與半腱肌肌腱的中央處即是。

點點到位point

1. 端坐垂足，雙手輕握大腿兩側，大拇指在上，其餘四指在下。
2. 食指置於膝蓋後側，即腿彎處，用食指指腹用力向內揉按穴道。
3. 兩邊輪流，或雙側同時皆可，每一腳約2～3分鐘左右。

一指神功成良醫

1. 長期按摩此一穴道，對位於腰背、腿部的各種疾病，如雙腿無力、腰痠背痛、腰部不好側轉……等等，具有療效。
2. 月事來臨時，常常伴隨腰部痠痛、肩膀沉重的人，建議多多按摩此穴位來改善。
3. 對於熱病汗不出、中暑、急性胃腸炎、坐骨神經痛、小腿疲勞、頸部疼痛、下肢癱瘓、臀部疼痛、膝關節疼痛、腓腸肌痙攣等等病症亦有調養功能。

太衝穴：頭脹頭痛得舒緩

主攻壞症頭

頭痛暈眩

高血壓

腦充血

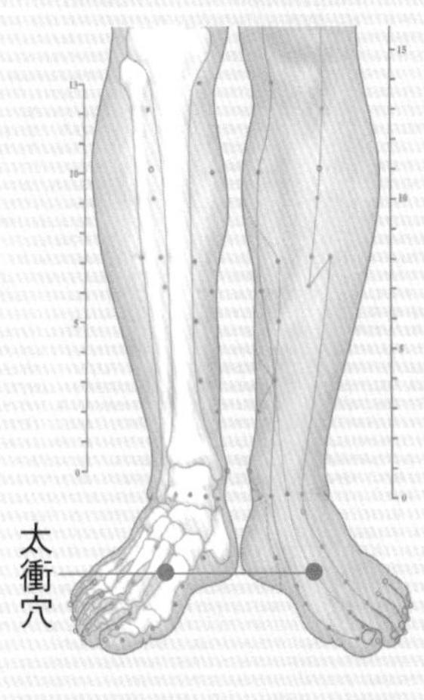

正中紅心！零失誤取穴

本穴道位於腳背部，第一、第二趾蹠骨結合部的前凹陷處。

點點到位*point*

1 以食指和中指指尖垂直由下往上揉按，明顯有脹、酸和疼痛感。

2 身體出現不適症時，按壓約莫3～5分鐘來舒緩。

3 力道放輕，兩腳輪流按摩。

一指神功成良醫

1 太衝作為肝經上的穴位，有紓解情緒的功效；熱天多多按摩太衝穴，可以有效緩和心胸的不適之感。

2 按摩該穴，能放鬆身心，使得頭痛、眩暈、高血壓、失眠、肝炎……等等症狀得到調理。

3 若能長期按壓此一穴位，對於女性月經失調、子宮出血、乳腺炎，或是一般腎臟炎、腸炎、淋病、便祕……等等病症，都具有改善和保健作用。

合谷穴：
鎮定神經痛痛消

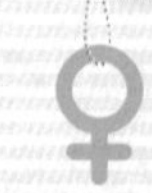

主攻壞症頭

- 頭痛
- 眼痛
- 月經痛

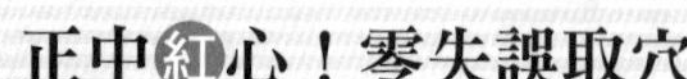

正中紅心！零失誤取穴

此穴位於手背，第一、二掌骨間，約第二掌骨橈側的中點處。

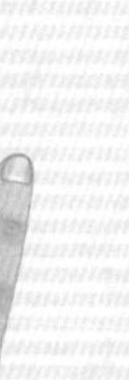

點點到位point

1. 以拇指骨關節橫紋，放在另一手拇指、食指之間的掌蹼邊，拇指尖下為此穴。
2. 出現任何痛症時，可即時按壓，力度偏重。
3. 痠、麻、脹、痛的感覺越明顯，表示位置越正確。

一指神功成良醫

1. 感冒頭痛、月經頭痛、牙齒痛……等等頭面部痛症，皆可多按摩合谷穴，具有止痛的功效。
2. 該穴不僅能夠緩解面部疼痛，還能治療來自身體上不同部位的疼痛，像是上肢痛、肚子痛、腰痠背痛……等。

風池穴：
改善失眠免數羊

主攻壞症頭

- 失眠
- 頭暈頭痛
- 中風

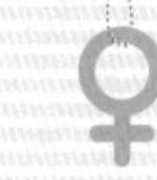

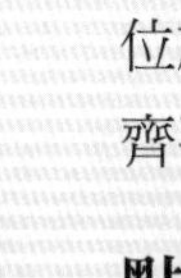

正中紅心！零失誤取穴

位於後頸部，後頭骨下，相當於耳垂齊平，兩條大筋外緣陷窩中。

點點到位*point*

1. 用大拇指指腹，由下往上地揉按穴位，一次2～3分鐘。
2. 可以雙側同時按壓，每天早上、晚上各一遍。
3. 重壓時，有酸、脹、痛的感覺，鼻腔也會出現酸脹感。

一指神功成良醫

1. 傷風感冒時頭痛、月經來潮時頭疼，速速按摩，具有止痛、醒腦的舒緩功能。
2. 長期按摩該穴道，對感冒、頭痛、頭暈、中風、熱病、頸項強痛、眼病、鼻炎、耳鳴、耳聾、咽喉疾患、腰痛等，具有調理與保健的功效。
3. 每天按摩，對高血壓、腦震盪、面肌痙攣和蕁痲疹等疾患，同樣具有療效。

婦科穴：婦科專門輔助穴

主攻壞症頭
- 月經不順
- 子宮炎
- 子宮痛

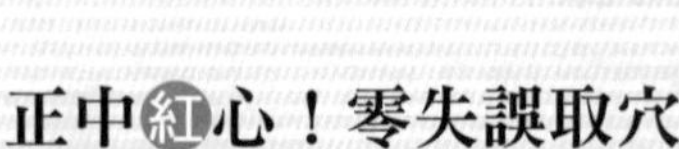

正中紅心！零失誤取穴

婦科穴位於大拇指第2指節，尺側的赤白肉際處。

婦科穴

點點到位point

1. 以另一隻手的拇指尖揉按穴道。
2. 早晚各按摩一次，每次按摩大約2～3分鐘即可。
3. 力道偏重，有酸痛感。

一指神功成良醫

1. 若女性患有急性子宮痛、慢性子宮痛、子宮發炎、子宮瘤、小腹脹、年久不孕、月事不調、月經過多或過少等等症狀，可以透過按壓此穴來改善。
2. 按壓手指上的婦科穴、還巢穴，都能緩解痛經不適。
3. 婦科有病變，針對婦科穴做按摩的時候，若能搭配關元穴、血海穴，能夠加倍地改善冷底，並且養氣活血。

中封穴：盆腔發炎一穴除

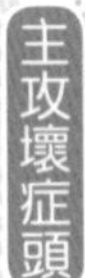

排尿不順

疝氣

婦科發炎

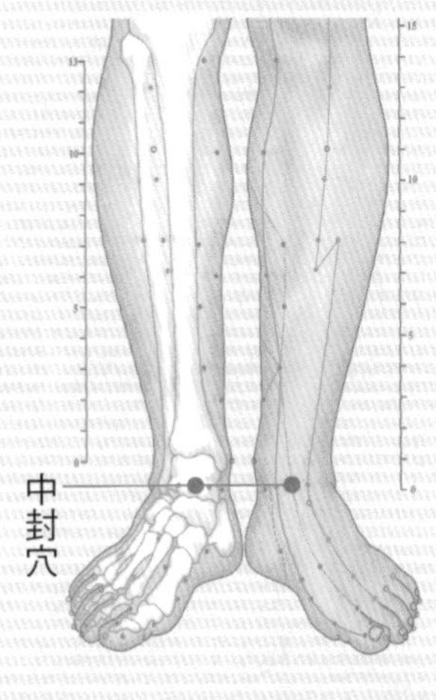

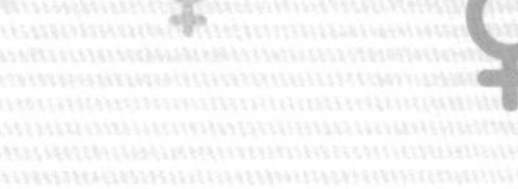

正中紅心！零失誤取穴

在人體足背側，距腳踝1寸，脛骨前肌腱的內側凹陷處。

點點到位*point*

1. 正坐，將腳疊在另一腿上，手掌握住腳後跟。
2. 四指位於腳跟，大拇指在足內踝外側，用大拇指指腹揉按穴位。
3. 按摩3～5分鐘，力道偏重，有酸、脹、痛的感覺。

一指神功成良醫

1. 長期按摩中封穴，對疝氣、陰莖痛、遺精、小便不利、黃疸、胸腹脹滿、腰酸痛、足冷等等症頭，具有絕佳的療效。
2. 婦科生病的時候，除了按摩三陰交穴之外，中封穴也是中醫師們推薦，較常見的輔助措施。

還巢穴：子宮腫瘤無病變

主攻壞症頭

- 婦科發炎
- 子宮腫瘤
- 不孕症

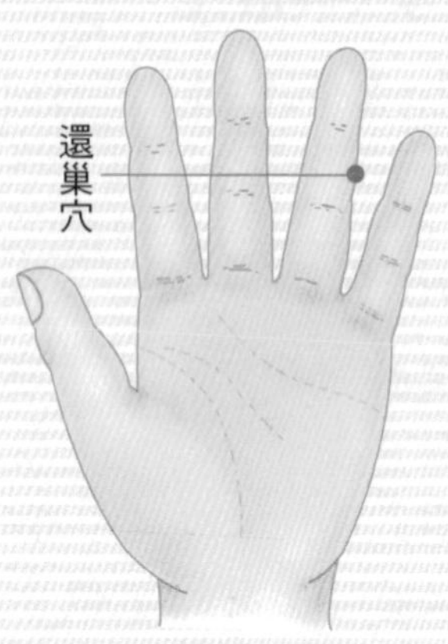

正中紅心！零失誤取穴

無名指外側，與小指接觸的部位，正中央點即該穴。

點點到位*point*

1. 取穴採二分點法，即無名指第二節靠近小指側之中點。
2. 用另一手的大拇指指腹，深深地揉壓該穴道。
3. 早上晚上各一次，按壓大約2～3分鐘，力道可稍重。

一指神功成良醫

1. 可以治療各種婦科不適疾患，例如：子宮發痛、子宮腫瘤、子宮炎、月經不調、生理期不規律、白帶異常、輸卵管不通、陰門發癢、安胎……等。
2. 按壓還巢穴，再搭配上婦科穴，兩者交替著按摩，對於改善婦女的不孕症，有極佳的療效。

關衝穴：更年症頭不纏身

主攻壞症頭
口乾舌燥
頭痛胸悶
更年期症候群

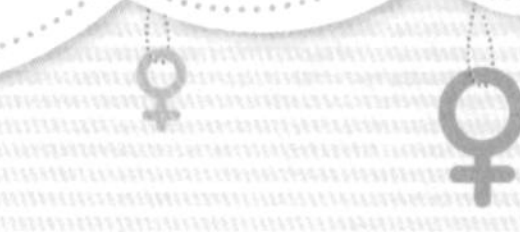

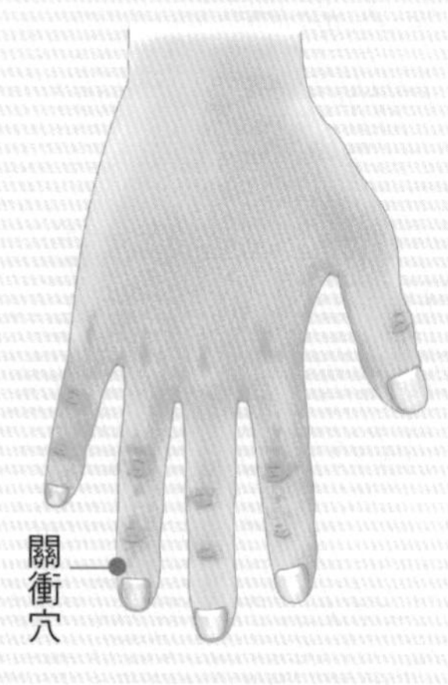

正中紅心！零失誤取穴

關衝穴位於雙手無名指，靠小指那側，距手指甲角0.1寸即是。

點點到位*point*

1. 掌心朝下至於胸前，以指尖掐按另一手無名指指甲旁穴道。
2. 力道稍微加重，早晚各一次。
3. 每次約莫1～3分鐘，需出現一種酸酸麻麻的感覺。

一指神功成良醫

1. 女性從40歲左右開始，會逐漸出現生理性退化、體內雌激素分泌減少的情況下，容易有失眠、多疑、胸悶不適、心律不整、血壓波動、煩躁不安、注意力不集中、性欲減退等等症候群；每天持續按壓此穴可調理更年期不適感。
2. 長期按壓該穴位，對喉炎、口乾、結膜炎、頭痛、眼睛霧、耳聾、頰腫、前臂神經痛、熱病、呼吸不順暢等疾患，具有良好的調理和保健作用。

隱白穴：崩漏月經快停歇

主攻壞症頭

- 月經崩漏
- 子宮痙攣
- 月事不調

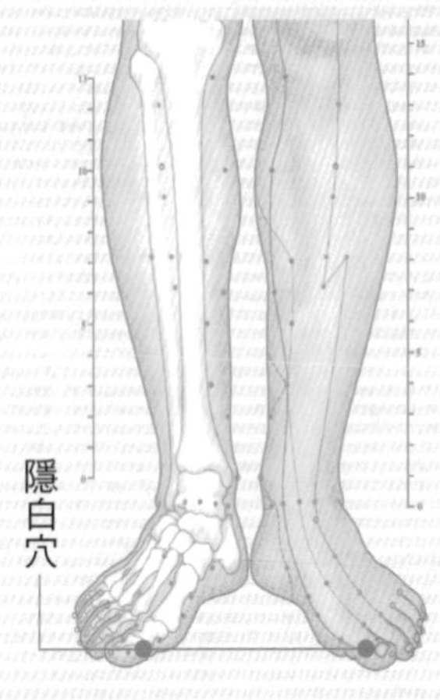

正中紅心！零失誤取穴

隱白穴位於足大趾內側、趾甲角旁約莫0.1寸處。

點點到位*point*

1. 正坐，抬腳置放在另一大腿上。
2. 用另一手大拇指按壓足大趾內側趾甲角旁。
3. 力道適中，按壓約莫3分鐘。

一指神功成良醫

1. 經期不規律者，有時候會突然出現大量流血症狀，或者間歇不斷、子宮痙攣，經常按摩此穴位，症狀可以得到緩解。
2. 對於小朋友的胃腸發炎、腹瀉、多夢不安眠等等病症，亦能夠提供良好的治療效果。
3. 患有腹脹、便血、尿血、癲狂、驚風等等病症的人，經常按此穴，也具有調理效果。

Chapter 5

挑食有道：
美麗翻倍的飲食忌宜方針

女孩兒不可不知的挑食原則，

月經來臨怎麼吃？

小紅離開吃什麼？

全方位的日常簡易保養法，

與錯誤飲食習慣說 bye-bye！

生理期前二週：女孩必看挑食原則

即便不是經期前與經期後，女孩兒們也應當於日常餐飲中調理起，多吃有益婦科的食物，維護子宮的健康，為臟器打造一個無病、無痛的環境，如此一來，小紅來臨的時刻，就可以免除各種生理不適，快樂度過生理期。

高纖維

女孩子一定要多吃高纖維食物如蔬菜、水果、全穀類、全麥類、糙米、燕麥……等等。只要攝入足夠的高纖維，保持排泄系統暢通，就可以減少骨盆充血，另外亦能增加血液中的鎂含量，對婦科同樣有益處。此外，再搭配多喝水的好習慣，排毒、養顏、容光煥發，輕而易舉！

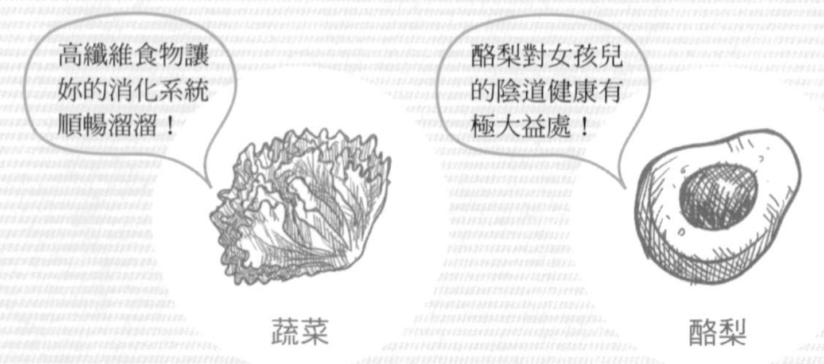

婦科好食

➲ 堅果：核桃、腰果等等堅果類的食材，皆富含油脂、維生素B群，有利於調經和鎮靜。

➲ 酪梨：富含維生素B6與鉀質的酪梨，婦產科醫師一致推薦，對女孩們極好，能維持陰道的健康、提升性慾。

➲ 番薯：番薯中有大量維生素A，不僅對陰道和子宮壁有好處，還能促進荷爾蒙的分泌、抗氧化，有助生殖系統的健康。

➲ 南瓜籽：富含有鋅的南瓜籽，多多攝取有助於保持月經規律性，並減少陰道搔癢的發生。

➲ 大蒜：大蒜是知名的保健食品，對抗黴菌、細菌效果顯著，可以避免感染性陰道炎，並提升人體免疫力。

➲ 蔓越莓汁：酸性的蔓越莓汁，臨床上用來平衡陰道內的PH值，甚至預防尿道炎的迸發。

殺死體內不良
的壞細菌們，
免疫力up！
大蒜

想要維持陰道
內的酸鹼值，
試試莓果！
莓果

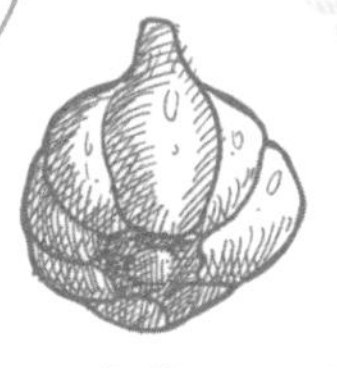

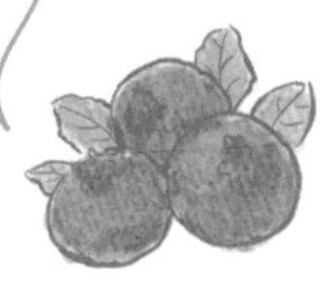

生理期前一週：緩解不適感這樣吃

月經來潮前一週，吃東西盡量清淡、營養、好消化，為增加鐵質、蛋白質攝取量，建議多吃肉類、蛋類等高蛋白食物；另外，多補充豆類食品，比方說豆干、豆腐、豆皮等，內含的「大豆異黃酮」能減緩痛經、防止經期不規則。

生冷out！

屬性較為寒涼的食物，距月經來臨的前七日，就勢必要停止食用，像是西瓜、葡萄柚、奇異果、椰子、梨子、菱角、苦茶、菊花茶、冬瓜、芥藍、大白菜、油菜、莧菜、蓮藕、蘿蔔、竹筍、茭白筍、苦瓜、黃瓜、冬瓜、絲瓜、茄子、孛薺……等等，多吃恐引發經期不適疼痛。

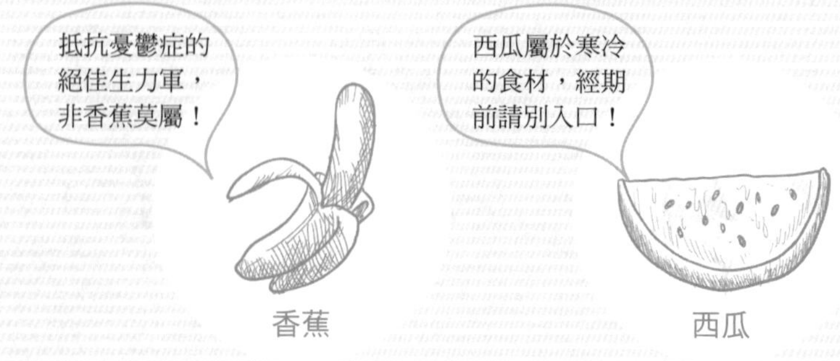

抗憂
清單

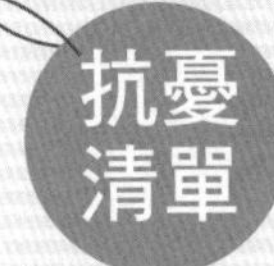

➲ 維生素B_6：女性在經期前後的情緒易失衡，造成憂鬱、貧血、失眠，而維生素B_6則能夠有效緩解這些症狀，在不少臨床案例中，都是利用維生素B_6來治療女性的月經前症候群，減緩因荷爾蒙交替造成的焦慮、躁鬱症、皮膚粗糙、乳房腫脹或是腰痠背痛。
而富含維生素B_6的食材包含：豬肉、綠色青花菜、白色花椰菜、香蕉、土芒果、奇異果、小番茄……等等。

➲ omega-3：受內分泌激素變化的影響，有不少女性會出現經前憂鬱情緒。omega-3脂肪酸可幫助女性舒緩情緒、降低抑鬱症發病率，經常食用脂肪魚類，如：鮭魚、鯖魚、鮪魚、沙丁魚……等，可從中攝取。
此外，毛豆也是富含Omega-3脂肪酸的食物，具有減緩經痛的功效，它內含的雌性激素，還可以滋潤陰道，進而維繫婦科健康。

魚肉裡面含有豐富脂肪酸，給妳好心情！
天然雌激素的珍貴來源，毛豆滋潤陰道！
魚
毛豆

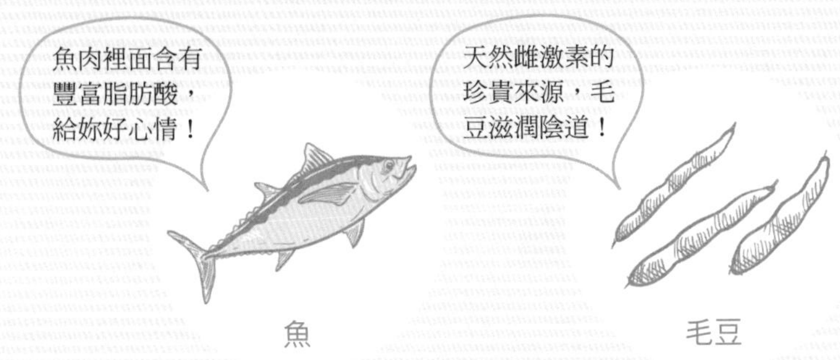

生理期週：MC來吃什麼不痛？

這階段身體比較虛弱，抵抗力不僅降低，可能還會出現生理痛，因此生冷食物同樣要繼續避免；此外，婦科醫師建議，多吃一些含鐵質的食物，例如：紫菜、豬血、髮菜、海帶、昆布、巧克力……等等黑色食物，切忌暴飲暴食。

補充鈣質

根據婦產學研究表示，只要補充足夠的鈣，經前症候群的症狀，能減少將近50%。

除了豆漿、牛奶等乳製品，深色蔬食也是高鈣食物的首選！多多攝取芥藍菜、九層塔、青花菜，都是能為女孩們補鈣的珍貴蔬菜。

吃巧克力補血
請特別選擇偏
原味、苦味！

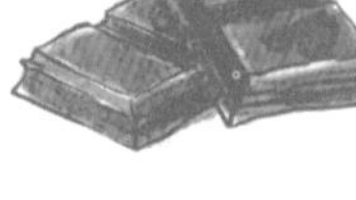

巧克力

攝取充沛的鈣
可以舒緩經期
不適的發生！

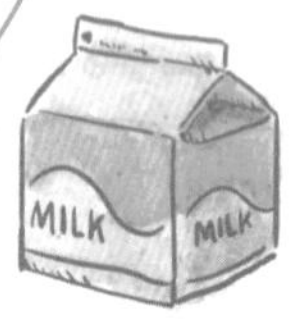

牛奶

經期
禁忌

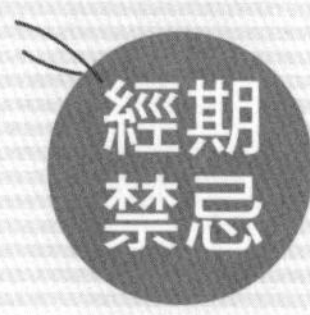

- 高鈉食物：小月來潮，身體易有輕微水腫，盡量別吃太鹹的食物，例如：洋芋片、炸薯條、罐頭食品，恐使得痙攣不適加劇。
- 辛辣食物：辣椒、大蔥、胡椒、生薑、肉桂、油炸食物……等。
- 酸性食物：酸菜、李子、梅子……等。
- 咖啡因：月經期間，避免攝入過多的咖啡因，因為咖啡因等於血管收縮劑，過量會使得子宮劇烈收縮，進一步造成痛經。
- 甜食：適量攝取甜食有益經期，例如：吃一塊黑巧克力，能夠緩解疼痛，然而，一般市售的巧克力含有大量糖分，會消耗人體內礦物質，反而令人更虛弱。

月經來潮請對
高鹽、高熱量
食物說不！
刺激性辛辣物
都是生理期的
拒絕往來戶！
薯條
辣椒

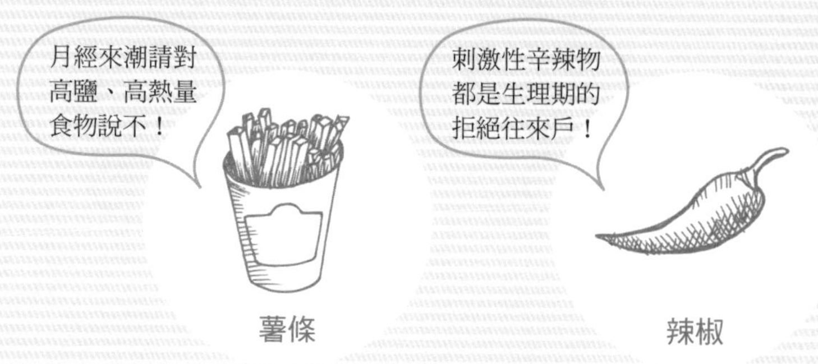

生理期後一週：補充營養還妳血氣

月經來潮的時候，因為失血，損失血液中的血漿蛋白、鐵、鉀、鈣、鎂……等等營養素，喝紅糖水有助於活絡氣血、排除淤血，加快血液循環，也讓月經排得更順暢。

即使是經期後期、經期過後，若可以喝上一碗紅豆湯或者紅豆粥，亦是替女性補血、溫暖身子的必備食物。

缺血補血

天生容易失血的女性朋友們，月經前、月經後，請多多挑選能夠補血的含鐵食物，例如：紫菜、海帶、花生、紅肉類、黑芝麻、蘋果、櫻桃、豬血、動物內臟……均可補充鐵質。

紅吱吱的紅豆
可以補充鐵、
補充營養！
紅色的肉品類
亦是女生補血
時的好選擇！
紅豆
肉

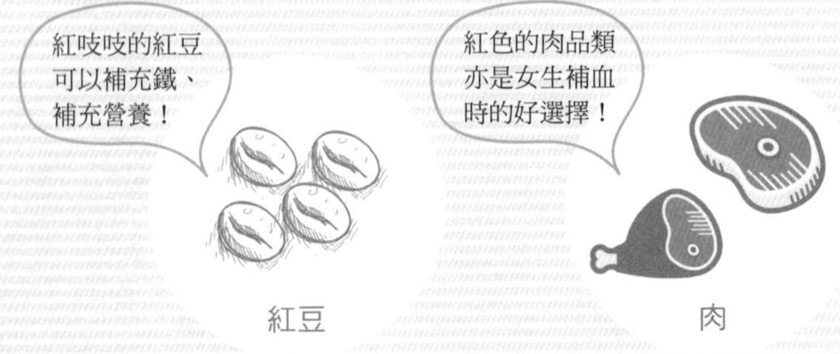

生理期的後一週，是非常容易發胖的時期，因此要儘量少吃糖類食物。

同時，務必要減少高熱量、高脂肪食物的攝取，油炸、煎炒更是得全面禁止。

建議多吃一些助消化、激活新陳代謝的食物，如冬瓜、芹菜、咖哩、辣椒、胡椒……等。

而海鮮類的食材，例如：蛤蜊、蝦子、花枝……含有碘元素可利尿，本身熱量又低，在減肥過程中，代替紅肉作為蛋白質的主要來源，長期下來的減重效果甚至可以加倍！

此外，適量運動、每日攝取充足水分、飯前喝碗湯、運動前吃香蕉、多吃全穀根莖類……等等配套措施，都可加速妳的瘦身進程，在短短的七日之間，達到完美瘦身效果！

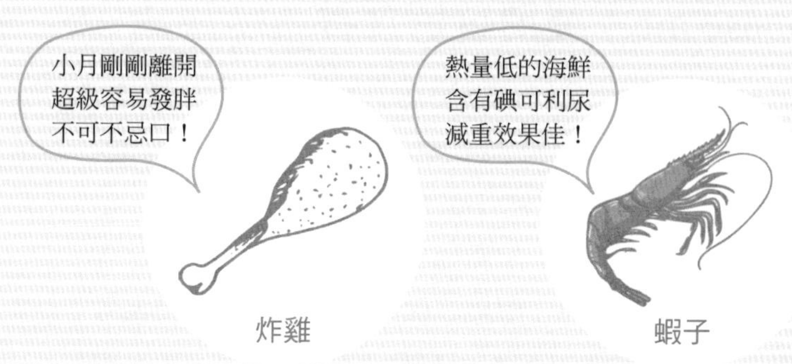

吃對食物，安撫好朋友

女性激素週期性的分泌，會帶動身體內一連串荷爾蒙的變化，要如何跟著經期「挑食」，讓繁瑣的保養功夫事半功倍，不僅僅是安撫小紅不作怪，嬌嫩欲滴的膚質、前凸後翹的誘人曲線，通通手到擒來，讓妳如同一朵盛開的花朵。

生理期吃吃喝喝不會胖？

月事來臨的前一週，體內荷爾蒙蠢蠢欲動，女性的生理及情緒都起起伏伏，充滿不穩定，也變得臃腫。而月經開始後，水腫問題會漸漸消退，因此讓人產生了一種「變瘦的錯覺」，實際上，此時攝取的過多熱量，並不會消失，若毫無節制地尋求甜食慰藉，累積下來的恐怖脂肪會讓妳的體重暴增！

choose me！經期首選食材

經前、經期、經後，哪些營養素對女性的益處最多？是為了子宮保健應該常攝取的？營養師列舉了以下幾項原則，作為女孩們挑食的參考：

➲含天然雌激素的食物：如黃豆、山藥、青木瓜、番茄等。
➲含鐵質的食物：莓果、櫻桃、葡萄乾、牡蠣、四物湯等。
➲有滋陰效果的食物：牛奶、海帶、蛤蜊、枸杞、銀耳等。

Chapter 6

慢速瑜珈：痛痛飛走的調經美人運動

「痛經不要來！體重不要來！」

子宮聽到妳的吶喊了！

生理期瘦身瑜珈運動 Lesson，

強化妳的子宮與卵巢機能，

減重甩脂，效果驚人！

生理期前二週：好身材的日常維持

生理期前2週，約莫也是經期過後2週的時間，此時激素分泌量正大，女孩們也因此特別容易出現水腫的症狀，選擇倒立姿勢的瑜珈，能讓四肢血液逆流，進而預防體態的浮腫。

完全船式

Step 1 呈膝蓋彎曲坐姿，雙腳併攏。

Step 2 手臂向前平舉，深吸一口氣後，身體向後仰，順勢將雙腿抬起，脊椎必須打直。

Step 3 接著向斜上方伸直雙腳，使整個人的身體呈現大「V」字形，再慢慢將氣吐出。

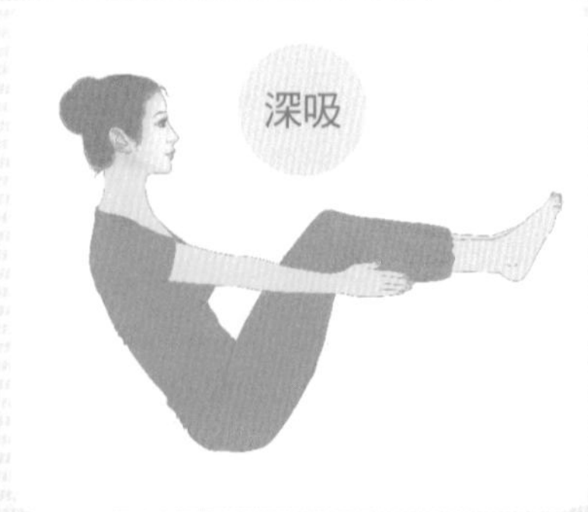

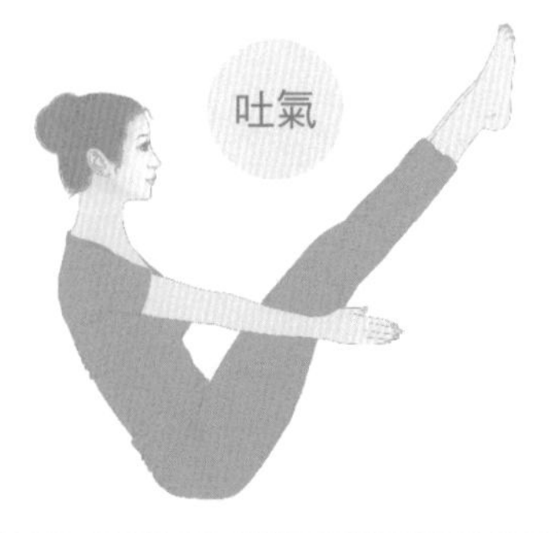

Tips 完全船式也可變化為雙人船式，拉著對方的手，將彼此腳掌緊貼在一塊，能夠加強核心肌群的訓練。

➲ **套餐：**每組做8～10次，一次維持30秒，每次間隔15秒。

➲ **功效：**雕塑核心肌群、保護腹部子宮、改善腰酸。

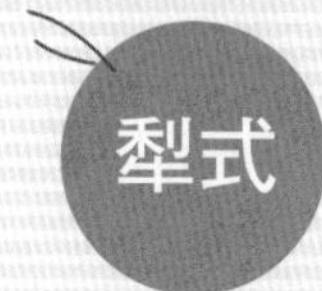

Step 1 躺下後彎曲膝蓋，腳底緊貼著床，同時將雙手扶在腰部。

Step 2 深深吸氣，維持膝蓋彎曲，將臀部、背部陸續抬起，雙手手肘撐地繼續撐住腰部。

Step 3 最後將雙腿向後伸直，並讓腳尖觸地，再緩慢地吐光氣息。

➲ **套餐：**每組做3～4次，一次維持12秒，每次間隔10秒。

➲ **功效：**舒緩頭痛、穩定情緒、增強性能力。

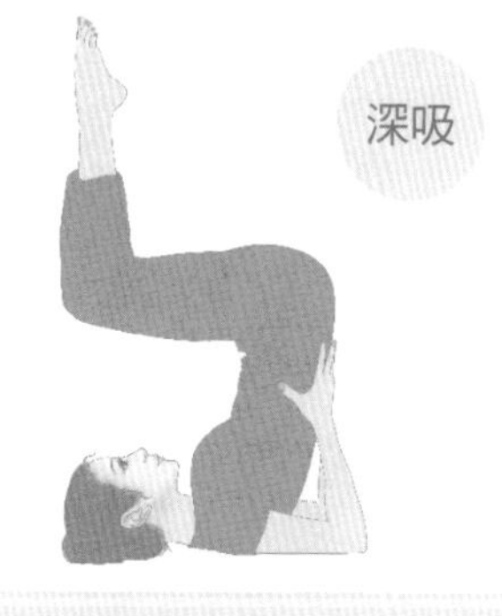

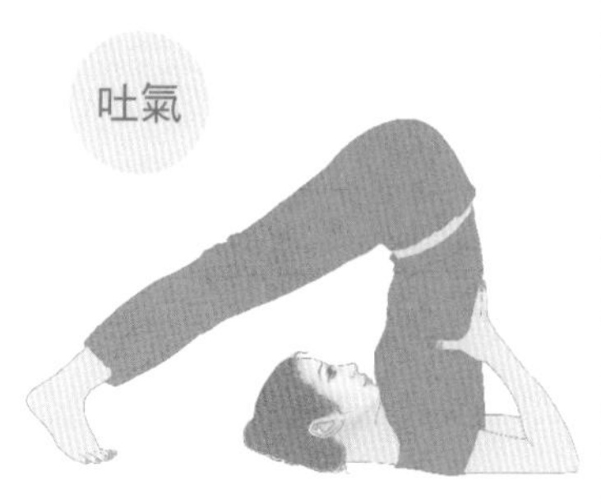

生理期前一週：伸展調息深呼吸

生理期前，油脂分泌旺盛，肌膚好壞不穩定，易生痘痘、粉刺、角質增厚等狀況，甚至容易長斑。為即將到來的生理期作準備，可適度地拉筋、伸展，有助於排汗、排毒。

幻椅式

Step 1 雙腳緊緊併攏，腳掌貼地，屈膝。

Step 2 雙手向上抬起，高舉過頭頂，深吸一口氣之後，將身體垂直地向下壓，想像自己正端坐一把椅子上。

Step 3 肩膀往後伸展，停留蹲姿一段時間後，將氣息吐出回到原位。

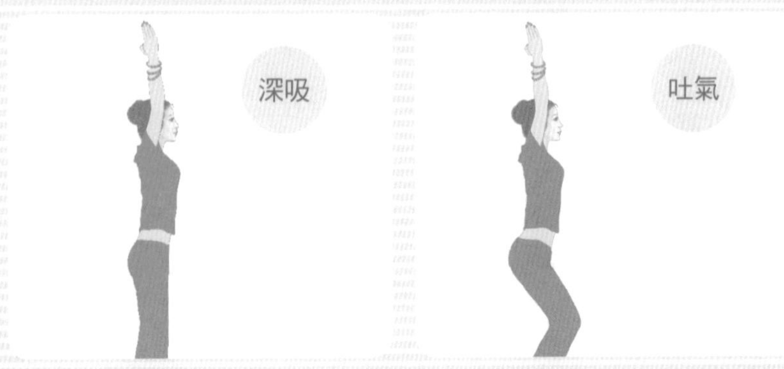

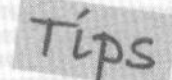
保持上半身直立，勿低頭、彎曲手肘。

➲ **套餐**：每組做3～4次，一次維持30秒，每次間隔10秒。

➲ **功效**：矯正骨盆、打造S曲線。

小橋式

Step 1 平躺在地面上，膝蓋彎曲且併攏，後腳根緊緊靠近臀部。

Step 2 手掌心貼地自然置於身體兩側；吸口氣之後，手掌扶住腰部，撐起上半身、大腿與臀部，呈一直線。

Step 3 儘可能地將腰部往上抬高，過程中把雙腳踩穩，不可離開地面；吐氣後回到原位。

➲ **套餐**：每組做5～7次，一次維持30秒，每次間隔5秒。

➲ **功效**：調理子宮、舒緩經期不適。

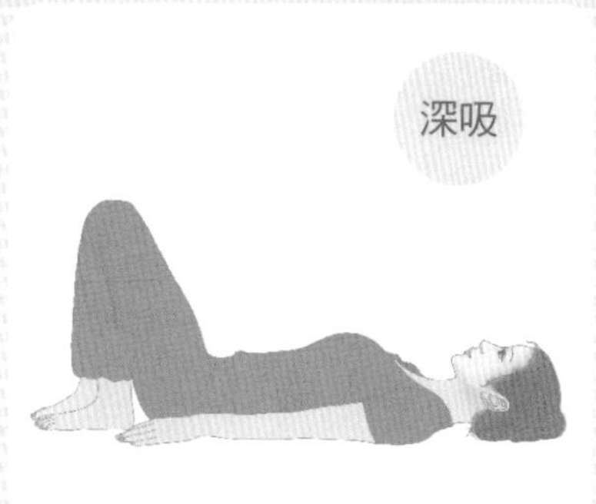

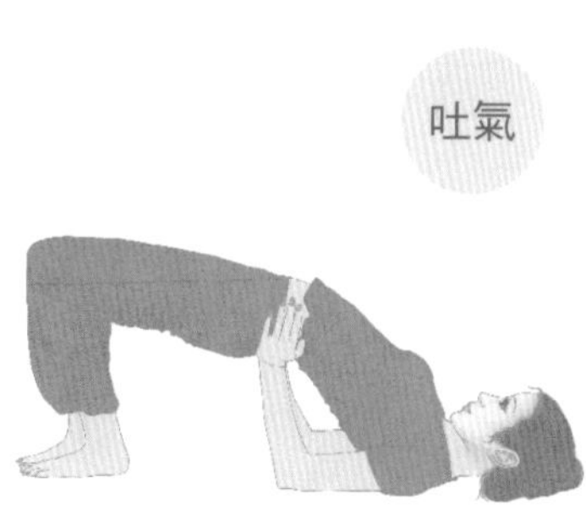

生理期週：輕量運動助循環

生理期當週，人體正在排血，女生難免身子較虛弱，避免從事過度激烈的運動，輕度瑜珈是這個時期不錯的選擇，透過伸展來幫助自律神經放鬆，晚間更好入眠，擁有好的睡眠品質可幫助減緩經期各種不適症狀。

Step 1 左腳前側置於右腿鼠蹊處，右腳前端同樣置於左腳鼠蹊處，腳掌貼腳掌坐在地上。

Step 2 雙膝向地板方向下壓，身體慢慢向前傾，直到雙肘抵住大腿內側。

Step 3 手臂向前伸，掌心貼地，額頭儘量觸地。

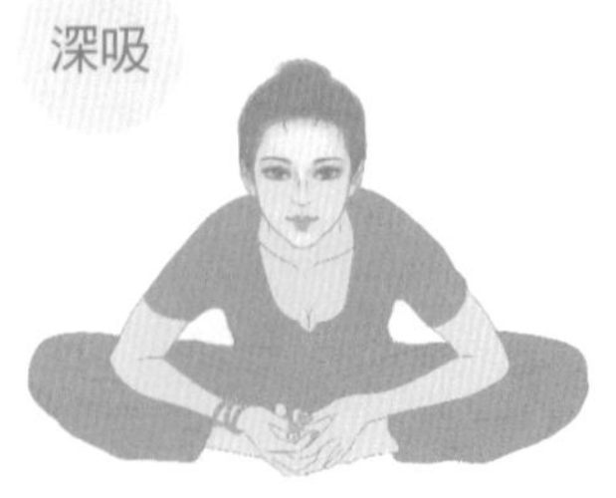

吐氣

Tips 若筋不夠柔軟，可以稍稍往後，再往前推，借力使力加長延伸距離。

➲ **套餐**：每組做8～10次，一次維持20秒，每次間隔5秒。

➲ **功效**：強化生殖系統、維護膀胱、深展胯部。

貓式

Step 1 跪立在地面上，兩手趴地，雙腳膝蓋略微分開與肩膀同寬。

Step 2 拱背，頸部與下巴往胸部內縮，將體內的氣緩緩地吐出到最極致。

Step 3 接下來抬頭，背部下凹，抬起尾骨，背部呈弧線型做伸展，雙肩儘量向後打開，這時候則慢慢吸氣，仰視天花板。

➲ **套餐**：每組做8～10次，拱背、下凹各10秒。

➲ **功效**：調整呼吸、提升免疫力。

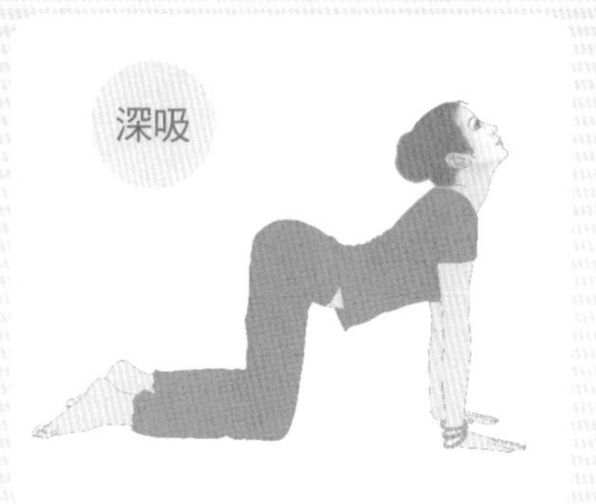

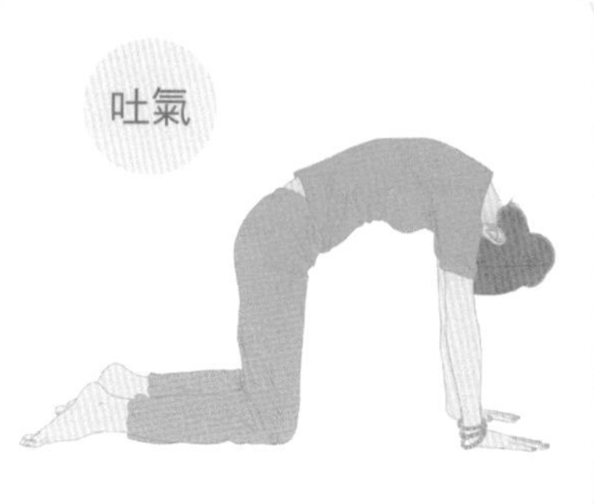

生理期後一週：對的時間輕鬆甩重

生理期後1週，是新陳代謝的高峰期，也是瘦身的黃金期，加強運動的強度和時間，將有助於體重的控制；除了瑜珈外，可以搭配有氧運動，例如：慢跑、健走、游泳，事半功倍！

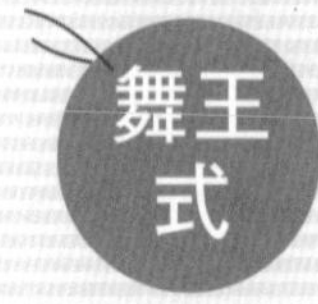

Step 1 立正站好後，左手臂向斜前方伸展，眼睛看向手的延伸方向，腰背打直。

Step 2 深吸一口氣，以右手抓住腳踝後，慢慢拉高，盡可能地拉高，身體自然往前傾。

Step 3 站穩之後，雙手將右腿向頭頂上方拉，眼睛則注視頭頂上的右腳。

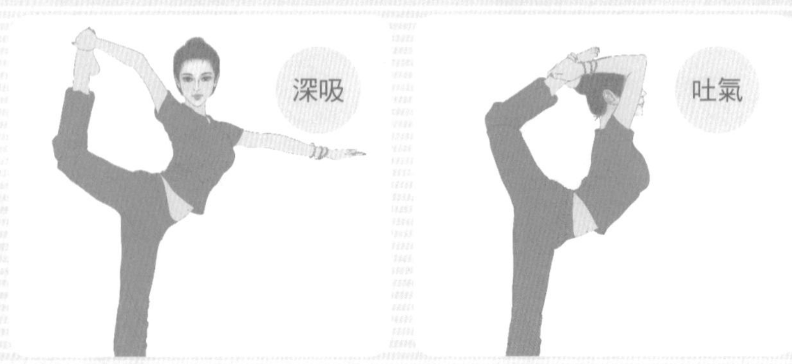

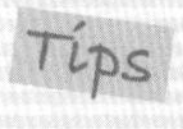

初學者如果無法站得太穩定，可站在牆邊做舞王式，快要跌倒時倚靠牆壁，重新找回身體的重心。

➲ **套餐：**每組做10～12次，一次維持15秒，每次間隔5秒。
➲ **功效：**改善循環、排毒、減少腰臀脂肪堆積。

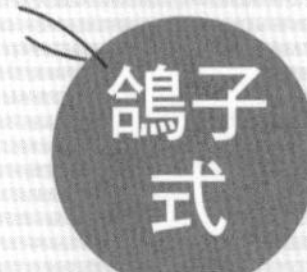

Step 1 跪坐地板，屁股坐在腳上，雙腿略分開。

Step 2 吸一口氣，手臂向後伸展，身體自然往後倒，手掌扶在腳掌上，將重量放在手掌。

Step 3 由膝蓋部位逐漸撐起全身、伸展脊椎部，竭盡所能地將頭拉到腳中間，使腰部得到充分的伸展。

➲ **套餐：**每組做10～12次，一次維持20秒，每次間隔10秒。
➲ **功效：**伸展脊椎、拉扯全身肌肉、燃燒脂肪。

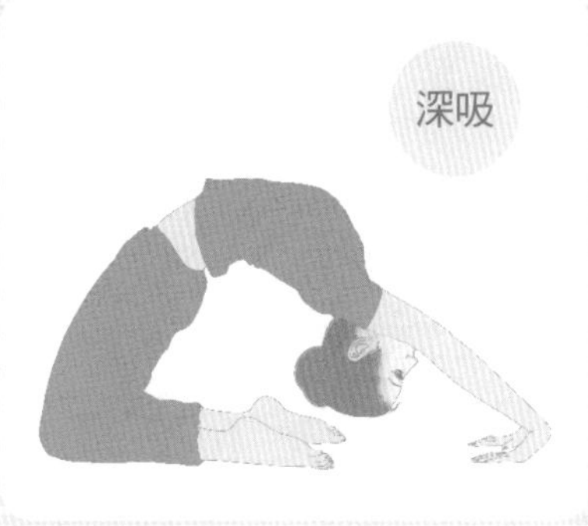

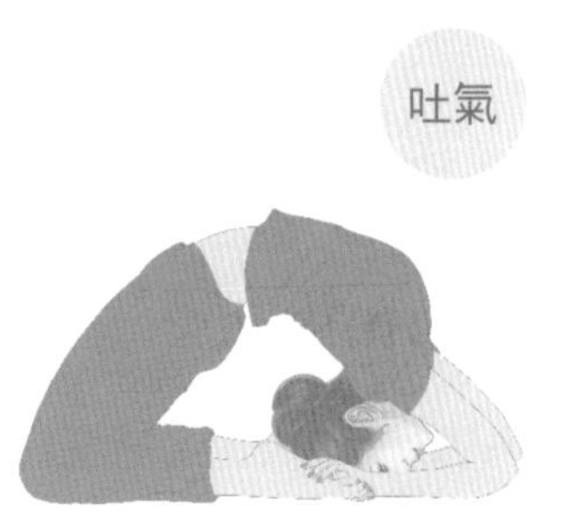

「生理週期瘦身法」體重暴跌有感

幾乎是所有女性，終其一生都在和自己的體重博鬥，錙銖必較每一公斤，卻因為多扒兩口飯又胖回去，時時處在減肥的痛苦輪迴。其實，生理期雖然帶來不適感，卻同時也帶給女性朋友們天生的「瘦身福利」，反過來好好利用一番，生理週期瘦身法的輕鬆甩重效果，將遠遠超乎妳的想像！

生理期可否運動？

經期不適合劇烈運動，然而溫和運動對於促進血液循環、幫助髒血排淨、減緩疼痛感都是有幫助的。女孩子在月經期間容易疲憊，頭一兩天血量多，不妨多休息、多調養，等待之後幾天狀況舒緩，即可開始從事一些輕鬆的運動，視自己的身體狀況而調整時間與強度。如果能掌握住經期減肥規律，並調整運動方式，搖身一變紙片妹超easy！

生理期不宜的運動

在月經期間，骨盆最好維持在低於人體心臟的位置，否則罹患巧克力囊腫的風險會有所提高，由此可見，需抬臀和倒立等等的動作最好暫時避免。

Q&A：

解惑妳的女人心事

18歲少女到80歲老太太，

涵蓋最常見的女性私密問題集，

再晦澀的醫學知識，

為妳用淺顯易懂的語言解說，

彷彿一位婦科醫師的零距離接觸。

有多少女生像我一樣，小月來時會經痛？

A 大多數女性談到月經，通常只有恨沒有愛，尤其對於有生理痛煩惱的女生來說，更是每月一次的夢魘，而妳是否也曾經疑惑，究竟有多少人同樣有著此一困擾呢？

根據一項線上網路民調的統計，在女性填問卷者中，「每一次都會痛」者佔23%，「常常會痛」者有30%，「偶而痛」的人占40%，而「完全不會痛」的女生比例低於7%，由此可見，痛經的毛病比例之高，代表它對絕大多數的女孩子來說，皆有一定程度的困擾。

有趣的是，再詳細從年齡層進行分析，發現「每一次都痛」的比例，與受測者年齡成反比，也就是說，痛經會隨著年齡增長而遞減，推估應該是經驗累積，讓年長的女性更懂得如何紓解經痛，除了輕度運動或穴道按摩，必須特別注意飲食的忌宜問題，才能一勞永逸，讓經痛不再來。

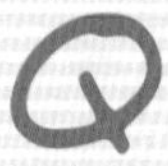

月經五個月沒來了，該如何是好呢？

A 生理期遲到的原因很多，已發生性行為的人們，當然先要測驗看看是否已經懷孕，月經晚來之後約莫7～10天，一般市售的驗孕試紙都可以測出。

確定沒有懷孕的情況下，最常見的原因則是荷爾蒙失調，月經不規律，情緒緊張、壓力大、飲食過量、不當減肥，都可能影響荷爾蒙的分泌，只要將原因排除，短期內通常會自然恢復正常狀態。

除此之外，卵巢功能差也會造成月經紊亂，若沒有特殊的原因，卻遲遲等不到月經，或是時間拖得太長，例如2、3

個月以上，則建議到婦產科給醫師檢查，確定問題所在。有的醫生會給予注射催經針（高劑量黃體素），對於沒有懷孕的人來說，可以幫助催經；即便是沒有被檢驗出來的懷孕，打了催經針也不用擔心，月經仍舊不會來，黃體素卻提供安胎效果，讓女性懷胎更安全。

非生理期，子宮異常出血是怎麼回事？

A 月經期外發現點點血跡，女性最害怕的，莫過於子宮健康是不是亮起紅燈了。

醫師表示，發生出血的時間特別重要，平時最好定期測量基礎體溫，當出血發生在排卵期以外，甚至伴隨著下腹部疼痛，可能是子宮外孕或是自然流產的現象。而排卵期間，分泌物貌似蛋清伴隨著血絲，屬於「排卵期出血」，一般沒有大礙，大多與內分泌的失調有關。

要注意的是，陰道異常出血也可能意味著婦科炎症疾病，最常見的是滴蟲性陰道炎，子宮頸炎、子宮頸息肉、子宮內膜炎、骨盆腔炎也會引起陰道出血。而在所有病例中，最可怕的就是與腫瘤有關的出血。生長在陰道、子宮頸、子宮中的腫瘤，無論良性與惡性，都會造成出血。

非月經期出血，女性必須有所警惕，最好到醫院做檢查，查明原因，調整作息，並持續追蹤。

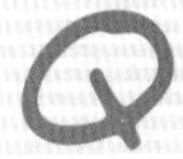

喝巧克力真的能夠有效紓緩月經痛嗎？

A 為了減低疼痛與經期不適，很多女性習慣在「好朋友」來時狂吃巧克力，或是喝巧克力飲，不過巧克力真的是如此神奇的止痛食物嗎？

營養師表示，甜食會刺激腦內啡分泌，帶來愉悅感，排解負面情緒；此外，巧克力中含有鎂質，具有放鬆子宮肌肉的效用，咖啡因則能調節中樞神經，舒緩疼痛。

那麼女生究竟該不該吃巧克力止痛呢？若食用70%以上的黑巧克力，可可多酚促進血清素分泌，的確能降低疼痛感；至於巧克力熱飲，由於其乃是溫熱食物，能讓血管舒張，它其實與熱敷是同樣的原理。

然而，巧克力千萬別吃過量，咖啡因攝取太多，反而容易刺激子宮收縮，一不小心便會加劇病情，另外，其潛藏的熱量亦會造成肥胖與三高的問題。

此外，若屬於病理性疼痛，如子宮內膜異位、子宮肌瘤、骨盆腔感染，吃再多的巧克力也一樣無濟於事，只能建議患者要速速就醫，有病治病。

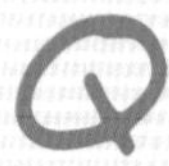

月經來潮時，有哪些絕對的禁忌呢？

A

1. 經期禁止吃冰：吃冰會影響子宮血液循環，嚴重則導致經痛、月經失調，甚至提高不孕的機率。
2. 經期禁止吃補藥：活血化淤的漢方藥材，會造成經血量增加，經期中藥補是錯誤時機。
3. 經期禁止拔牙：月經期間，體內的血小板數目正逐漸減少，身體凝血能力降低，會造成止血時間延長。
4. 經期禁止染髮：女性月經來臨之時，抵抗力最弱，應該避免染髮，以免細胞發生不良變化。
5. 經期禁止穿緊身衣褲：緊身的衣褲讓血流不暢，穿脫時盆腹腔壓力突變，經血有可能逆流，造成腰疼、腹痛。

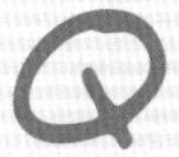

最常用的避孕方式有哪幾種？

A

1. 月經週期法：推算危險期（易懷孕期）及安全期，避免在危險期發生性關係，成功率僅達50%。
2. 保險套：性交前，先戴在勃起的陰莖上面，使精子無法順利進入陰道，成功率大約為90%。
3. 口服避孕藥：抑制卵巢排卵的功能，藉此避免懷孕，而如果能正確服用，成功率逼近100%。
4. 子宮內避孕器：加速輸卵管蠕動，或是引起子宮內膜的變化，來干擾受精卵的著床，成功率95%。
5. 結紮：將男性的輸精管結紮，或者是將女性的輸卵管結紮，是一種永久性的避孕方式，成功率100%。

月經滴滴答答，從事性行為是否不洽當？

A

專家們建議，月經期間必須盡量避免從事性行為，假使是慾火難耐，也至少避開出血量最大的頭幾天。

經期禁止性行為的第一個原因，是因為若將陰部的病菌帶入子宮，細菌正好在有血的地方生長和繁殖，外加生理期免疫力下降，很容易就會造成生殖器官的感染、發炎。

而月經來潮時從事性行為不洽當的第二個理由，則是因為性行為容易造成經血逆流，內膜碎塊只要落到不對的位置時，就會衍伸出子宮內膜異位，而倘若早有子宮內膜異位的問題，更容易加劇。

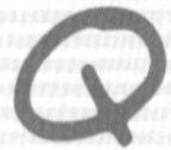

升學考試好怕月經攪局，怎麼讓它延後出現？

A 無論妳是希望延經，還是催經，其實生理期是可以透過人為調整的；改變月經週期的原理，是利用黃體素和雌激素來完成。一般臨床常見的藥物有：黃體素、雌激素、口服避孕藥（黃體素＋雌激素），服用前皆須先詢問過醫生的建議，並且依照指示攝取，才能確保安全。

此外，醫師表示，以藥物調整經期，偶一為之是沒有關係的，經過延經或催經後的週期，也許會稍微混亂，幾個週期後便會恢復正常。但建議一年內不要超過3次以上，否則容易造成「亂經」的發生。

據說壓抑情緒也許會引發閉經，是真的嗎？

A 長期處在壓力底下，會影響到下丘腦-垂體-卵巢軸的功能，一旦卵巢不再排卵或分泌女性荷爾蒙，月經就開始紊亂。

中醫也認為，情緒適當抒發有益健康，但是情緒太超過，例如太突然、太強烈或太漫長的精神刺激，超過了人體所能自我調節的程度，就容易引發機能紊亂，並發生婦科疾病，壓力造成的閉經就是其中的例子。

女性只要出現閉經的症狀，除了調整作息、舒緩壓力外，也應該及時就醫查明病因，否則，若閉經的時間拖久了，治療起來就要花更多時間。

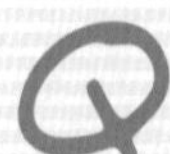

哪一種體質的女生最有可能不孕？

A 冷底、子宮寒的女性最容易招致不孕症。

子宮環境優良溫暖，受精卵就容易著床，穩定發育成胎兒；反之，冷冰冰的子宮血氣凝結，無法提供健康的成長溫室，那麼即便灑下再多種子也不會發芽。

子宮虛寒，並非指的是子宮溫度低，這與體溫倒不見得有一定的關係，這說的是子宮及相關功能呈現低下、虛弱的狀態。若是冷底體質的女性，日常飲食中要避免常吃生冷食品，並且勤加補充可以暖宮的桂圓、當歸、紅棗、生薑等等食材。

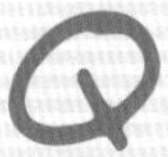

私密處護理，有需要用到特別的產品嗎？

A 陰部專門護理產品近年來琳瑯問世，而這些市面上標榜著「弱酸性最有益私密處」的清潔產品，是否真的對於女性婦科的保健比較多益處呢？

婦科醫師說，弱酸性產品接近陰部膚質當然好，只不過陰部有自行恢復酸鹼值的能力，因此身體健康的女性，使用一般的沐浴乳，也不會造成婦科的損壞。

在某些特殊情況下，例如生理期或性行為之後，陰道中的酸鹼度會變成鹼性，此時細菌就較容易入侵。性行為次數較頻繁的日子，或是月經時間較久的女性，如果擔心酸鹼值恢復速度慢，的確可考慮購入弱酸陰部清潔劑。

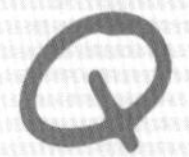

我不幸得到菜花，只有雷射能治療嗎？

A 目前治療菜花的方式，主要分為「破壞性療法」及「增強免疫力療法」兩種。

所謂的破壞性療法，意指用外力直接破壞病毒感染的細胞，包括液態氮冷凍治療術、電燒、手術切除、二氧化碳雷射、染料雷射等。優點是破壞力強大，缺點則是容易有漏網之魚，復發率高。

增強免疫力療法，則是透過提升人體的免疫系統，利用內在力量來殺死病毒，例如樂得美、干擾素。其優點是自體免疫系統可偵側到肉眼看不到的病毒，將它們一掃而空，降低復發率。缺點則是所需要的時間無法預期。

預防陰道炎再復發，生活上要注意哪些事？

A 要拒絕陰道炎再次找上門來，個人衛生、生活習慣多方面都要同步改善，醫師建議，女性盡可能少穿不透氣的褲子，並且要避免糖分過高或太過刺激的飲食，注意水份、維生素的攝取，維持飲食營養的均衡，才能夠讓陰道內的好菌、壞菌和平共處，讓PH值能停在平衡的狀態。

特別要提醒女性，生理期前後的抵抗力會下降，所以更要勤換衛生棉，保持陰道、尿道的乾爽清潔，陰道炎常復發的病患，很多時候都是因為生理期沒有照顧好而引起的。

此外，醫生建議多喝優酪乳、多吃蔓越莓來保養婦科。優酪乳要挑選糖分低的產品；蔓越莓也以原味果粒為佳。

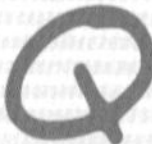

身材過於肥胖，為什麼對月經也有影響？

A 體型肥胖的人，體內脂肪較多，而由於脂肪含有「芳香化酶」，會導致雌激素持續升高，損害正常排卵功能。

而卵巢發生故障可顯著影響月經週期、性功能及生育能力。因此，肥胖者常常不能生育，並容易出現功能性子宮

出血或閉經。

反之，太過消瘦的女孩們，也容易出現月經失調的情況，脂肪若是不足，會減少雌性激素的合成，影響內分泌系統的正常運轉。一般來說，身體脂肪大概要保持在17%左右的比例，才能保證享有正常月經週期。

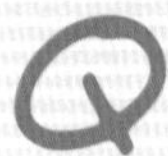

女孩在月經期游泳，有什麼危害嗎？

A 倘若在最理想的狀況下，游泳池水足夠乾淨，且女性的身體狀況穩定，游泳其實也是能夠照常進行的一項運動。

而根據一般大眾所知的觀念，經期游泳容易造成陰道發炎，這是因為我們無法保證公共游泳池的乾淨程度，各場所的衛生狀況參差不齊，女性生理結構特殊，要特別小心細菌通過池水傳播，出現交叉感染，惹上婦科疾病。

對於經期想下水游泳的女生，醫師推薦使用衛生棉條，除了方便之餘，也能顧及大眾禮儀，避免經血不慎外流，會造成其它游泳者的困擾。

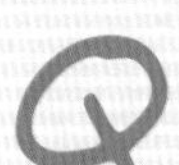

陰毛還沒有出現，代表尚未進入青春期嗎？

A 平均來說，女性陰毛的最早出現在8歲，最晚約18歲，現代生活營養豐富，大多數人在12～13歲已有陰毛，13～14歲逐漸發達，19～21歲幾乎完全成長。時間點大約落在月經初潮來臨時，陰毛開始出現些微的發育。

當青春期來到時，雄激素的水平上升，陰部的皮膚便開始長有柔毛（第一階段）。這種毛囊的轉變很突然，在短短幾年之內，毛所覆蓋的範圍漸漸增大。接下來，它會沿著大陰唇的邊緣蔓延（第二階段），然後2年內在陰阜上向前生長（第三階段）；約莫初潮時，三角地帶就已經被濃密的毛髮給覆蓋。

雖然陰毛可以理解地被視為青春期的一部份，然而，陰毛跟性器官的各別發展仍然是獨立的。就算卵巢或睪丸有缺陷不能運作，陰毛仍然會自發生長；而有部分少女的體質陰毛較晚萌發，亦不代表青春期未到。

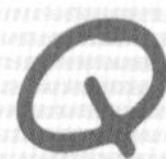

一年四季手腳冰冷，身體出了什麼問題？

A 女性情緒易波動、血液循環不暢、交感神經作用強，再加上月月固定流失的血液量，容易進而導致手腳都冷冰冰，甚者連溫暖的夏天裡，四肢摸起來仍是涼的。

體型瘦弱、體質虛寒的女孩，最容易有手腳冰冷的情形，這類型的人末梢因為血液循環奇差無比，體溫調節的機制特別容易紊亂，而四肢冰冷正是自律神經功能調節力差，導致血管變細所引起的。

此外，食物是重要的人體熱量來源，減肥過度、餓過頭，當身體的血糖低下時，也會引發手腳冰冷，甚至有可能會造成慢性疲勞、身體衰弱。

要解除手腳冰冷的症狀，須從日常生活各方面著手，建議妳不妨一早起來做做運動吧！

簡單的爬樓梯、原地跳躍、健走、慢跑……讓身體活動約半小時，讓整個人漸暖，只要達到稍微流流汗的程度，都能夠強化體溫調節的能力。

除此之外，溫熱性的食物，是手腳冰冷的人應多吃的食材，如堅果類的核桃、芝麻、腰果，或水果類的桃子、木

瓜；或是牛肉、羊肉、海鮮、四神、糯米、豆腐、芝麻、紅糖……都是不賴的選擇。

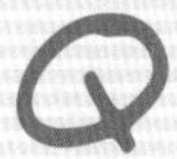

年滿幾歲以上需要做子宮頸抹片檢查呢？

A 子宮頸抹片檢查，是採取子宮頸及陰道後壁的剝落細胞，並檢驗子宮頸有無感染、發炎、異常細胞或是癌症發生之可能性的醫學檢查。

無論年齡的大小，凡是有過性經驗的女性，都需要定期做子宮頸抹片檢查。尤其是那些太早發生性行為、多重性伴侶、年紀輕輕就結婚、生產次數多或子宮頸曾受病毒感染者，更應該特別留心。建議找自己的婦產科醫師做討論，並確定多久做一次檢查為佳。

此外，子宮頸抹片檢查沒有年齡上限，老年的女性最好也持續追蹤，包括子宮頸抹片、骨盆腔檢查。倘若連續幾年檢查都屬正常狀態，也可以跟醫師討論在未來需多久回來檢查一次。無論如何，女性定期做婦科檢查，無疑是健康照護相當重要的事項。

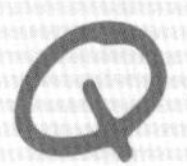

子宮頸抹片篩檢有補助嗎？去哪裡做檢查？

A 根據研究統計顯示，抹片檢查可以降低60～90％子宮頸癌的發生率和死亡率，因此，衛生福利部國民健康署「六分鐘護一生」，提供30歲以上婦女每年1次免費子宮頸抹片檢查，對於婦女同胞而言，可謂一大福音。

符合篩檢資格之婦女，只要攜帶健保卡和身份證，至健保特約之醫院診所，就可接受篩檢服務。此外，婦科醫師提醒妳，30歲以上婦女，或已經發生性行為者，每3年至少要接受1次的子宮頸抹片檢查。

子宮頸抹片檢查，為一種無痛、簡單、快速的檢查方式，護士小姐會請妳將底褲脫去後躺上內診台，接著醫生會用陰道擴張器來擴大陰道，以木製刮棒或子宮頸刷，將子宮頸四周和陰道後壁的細胞刮下，將細胞樣本抹在玻片上，並迅速浸泡在固定液內，送至病理科進行細胞學分析。

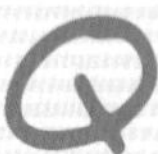

發現子宮肌瘤，非動手術開刀取出不可？

A 許多的婦女同胞，在發現身體不適之後，到婦產科接受超音波檢查，常被告知其子宮長有肉瘤，便深感意外，這些腫瘤所指的就是所謂的「子宮肌瘤」。它是在骨盆腔中最常見的腫瘤，也是在婦科領域最常見的良性瘤。

根據統計，在生育年齡的婦女中，其發生率約為20％，年紀越大的婦女，其比例越高，更年期前後的發生率則大約佔40～50％。幸運的是，長在子宮上的肌瘤，大多屬於良性，惡性的比例不到1％。

而當妳發現子宮裡長有這些肌瘤時，並不是所有腫瘤都非要接受手術切除不可，通常會視臨床的症狀由醫師來決定。一般來說，對於那些症狀較嚴重、藥物無法治癒，或是懷疑是惡性腫瘤，才必須施行手術。

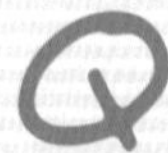

良性的子宮肌瘤，有可能轉化成惡性的嗎？

A 子宮肌瘤是婦女骨盆腔中最常發生的腫瘤，生育年齡的婦女有此瘤，20～75％屬於良性，不過仍有0.5％為惡性。

雖然子宮腫瘤會產生疼痛、出血、腹脹、頻尿、便意或者貧血等等相異的臨床症狀，但是這些並無法讓病患足以去分辨腫瘤之良性、惡性。

良性肌瘤不會導致死亡，相反的惡性肌瘤致命率卻非常高，5年的存活率為30％，遠遠比子宮頸癌的5年存活率65%還更低。由此可見，如何去區別子宮肌瘤的良性與惡性，就顯得特別重要。

一般情況下，婦女得知體內長了子宮肌瘤，應以不憂不懼的平常心來面對，絕大多數患者沒有症狀，且良性子宮瘤轉變為惡性的機率並不高，所以醫師通常使用超音波追蹤子宮肌瘤變化即可。

但是若發現陰道有不正常出血，或子宮肌瘤在短期間內突然快速長大，就要警覺是否為惡性。

同樣值得注意的是，更年期婦女們的子宮肌瘤雖然會漸漸萎縮，但有極少數的肌瘤反而增大，這時也必須立刻懷疑是否為惡性腫瘤。

有婦女病的人，不能再喝豆漿了嗎？

A 將罹癌的原因歸為單一因素，並不是很洽當，放射腫瘤科醫師說明，針對黃豆的攝取，在研究中，有正、反兩面的結果；例如：美國國家癌症研究所發現，從小常食用豆類食物的女性，罹患乳癌的風險大幅降低；然而另一項研究顯示，豆類食物將刺激腫瘤增生，增加乳癌復發率。

所以，「喝豆漿容易得乳癌」這樣的說法，醫學上目前尚未得到統一的結論。雖然喝豆漿並未受到禁止，但是食用任何食物，過猶不及都不是好事，仍需把握「勿過量」的原則，例如：豆漿請勿當開水喝。

另外值得一提的是，營養師們並不建議乳癌患者攝取萃取的大豆異黃酮，主要是無法確認人工製作過程是否安全，也擔心干擾內分泌，故不鼓勵民眾高單位地額外補充。

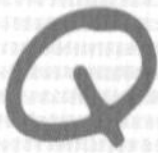

進入更年期的女性，骨質疏鬆的速度加快？

A 更年期婦女發生骨質疏鬆症的機會大增，這是因為雌性素分泌量減少，體內的骨質會加速流失。臺灣地區的婦女，更年期年齡平均在50歲左右，一般成年人每年的骨質流失率為1%，停經後的婦女每年流失骨質的速率則為2～3%，而在55～75歲期間，約莫總骨量的20%會流失掉。這種快速的骨質流失，成為日後骨質疏鬆症的伏筆。

基本上，骨質疏鬆是一種無聲無息的病症，常等到發生骨折時才發現，其中常見的症狀包括駝背、身高變矮、腰酸背痛、關節變形、行動能力受限、無法行動……等等。

骨質疏鬆症的預防或治療，首重攝食足量的鈣質、蛋白質、維生素，並且適當的運動量是不可欠缺的，此外，應謹慎小心預防跌倒。針對骨質疏鬆來說，早日保健遠大於骨折後的亡羊補牢，現今世界各國都密切關注更年期婦女的骨質疏鬆症防治。女人們也應該及早開始保健骨質，預防勝於治療，是適用於骨質疏鬆症的不二法門。

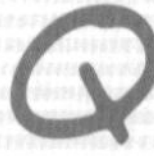

女性切除子宮後，對身體的影響有哪些？

A 某些時候因為種種婦科疾病，一個女人不得不放棄她的子宮，失去子宮時，常會導致大部分女性的焦慮、害怕、感覺殘缺，又擔憂自己老化，失去魅力；甚至有些女性認為月經是青春活力的象徵，一旦子宮切除後，不再有月經，恢復期病患常出現悲傷的感覺，此時最好能讓這種情緒抒發出來，向親密的伴侶傾訴，以得到心靈上的支持。

而現代醫學告訴我們，失去子宮只是失去生育能力，無損於女性的特徵，沒有子宮，也未必會變成老太婆，是否還有卵巢、是否補充女性荷爾蒙才是關鍵。此外，子宮的摘除，對於性生活並不會造成影響，不少婦女並不明瞭這點，才會增加不必要的負面情緒。

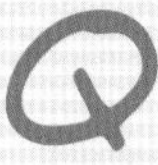

女性陰部顏色的深淺跟性經驗有關係？

A 聽說陰部較黑、陰唇較大，表示有很頻繁的性行為？其實，陰唇大小與顏色深淺是與基因有關，也就是天生注定，不過陰部（如股溝、陰唇、會陰處）的顏色的確可能會變深，主要是摩擦以及荷爾蒙的改變。

以荷爾蒙來說，也就是懷孕與哺乳後，顏色會變的較深。以摩擦來說，最常見的就是穿丁字褲，或是穿緊身褲導致布料一直摩擦陰部肌膚，產生色素沉澱，由上述兩點可見，陰部的顏色沉澱，未必與性生活有太直接的關聯。

此外，陰部有沒有辦法漂白？現代醫學中，倒是可以靠雷射來淡化，視個人情況來進行6~10次的療程。

國家圖書館出版品預行編目資料

子宮好，人不老！一生受惠的子宮照護常備書／莊雅琳 著
. -- 初版 . -- 新北市中和區 : 活泉書坊出版 采舍國際有限公司發行 , 2016.05　面；　公分

ISBN 978-986-271-685-4（平裝）

1. 婦科　2. 婦女健康

417.1　　105004457

活泉書坊

子宮好，人不老！一生受惠的子宮照護常備書

出 版 者 ■ 活泉書坊
編　　著 ■ 莊雅琳　　文字編輯 ■ 蕭珮芸
總 編 輯 ■ 歐綾纖　　美術設計 ■ 吳佩真

郵撥帳號 ■ 50017206 采舍國際有限公司（郵撥購買，請另付一成郵資）
台灣出版中心 ■ 新北市中和區中山路2段366巷10號10樓
電　　話 ■ (02) 2248-7896　　傳　　真 ■ (02) 2248-7758
物流中心 ■ 新北市中和區中山路2段366巷10號3樓
電　　話 ■ (02) 8245-8786　　傳　　真 ■ (02) 8245-8718
I S B N ■ 978-986-271-685-4
出版日期 ■ 2016年5月

全球華文市場總代理／采舍國際
地　　址 ■ 新北市中和區中山路2段366巷10號3樓
電　　話 ■ (02) 8245-8786　　傳　　真 ■ (02) 8245-8718

新絲路網路書店
地　　址 ■ 新北市中和區中山路2段366巷10號10樓
網　　址 ■ www.silkbook.com
電　　話 ■ (02) 8245-9896　　傳　　真 ■ (02) 8245-8819

本書全程採減碳印製流程並使用優質中性紙（Acid & Alkali Free）最符環保需求。

線上總代理 ■ 全球華文聯合出版平台
主題討論區 ■ http://www.silkbook.com/bookclub　● 新絲路讀書會
紙本書平台 ■ http://www.silkbook.com　● 新絲路網路書店
電子書下載 ■ http://www.book4u.com.tw　● 電子書中心（Acrobat Reader）